看護教育に活かす
ルーブリック評価
実践ガイド

森田敏子・上田伊佐子 編集

メヂカルフレンド社

はじめに

　今日、看護実践の役割拡充と質向上への対応に向け、看護基礎教育機関における教育をはじめとして、医療機関や施設の人材育成、新人看護職員研修、看護教員養成講習会、臨地実習指導者講習会、看護専門職者育成など、あらゆる機会と場において、その目的達成に向けた教育が行われている。その教育において学習者は何かを学び、何かを修得して、看護実践者として貢献していくことが期待されている。教える者（通常、教員や講師）は、学習者に教えた何かを確認し、学習者（通常、学生や受講生）は、何を修得したのかを確認しなければならない。学習者が学習目標に到達したのかを確認するツールとして効果的なのが本書で紹介するルーブリックである。

　2008（平成20）年の『学士課程教育の構築に向けて』（中央教育審議会答申）において、「学生が本気で学び、社会で通用する力を身に付けるよう、きめ細やかな指導と厳格な成績評価を」が取りあげられている。大学設置基準第25条の2第2項には、成績評価基準等の明示等として、「大学は、学修の成果に係る評価及び卒業の認定に当たっては、客観性及び厳格性を確保するため、学生に対してその基準をあらかじめ明示するとともに、当該基準にしたがって適切に行うものとする」と規定されている。また、2012（平成24）年の『新たな未来を築くための大学教育の質的転換に向けて～生涯学び続け、主体的に考える力を育成する大学へ～』（中央教育審議会答申）には、「ルーブリック等、学生の学修成果の把握の具体的な方策については、(略)」というように、ルーブリックが取りあげられている。2014（平成26）年の『高等教育の質保

証に関する文部科学省の取組』にも、教育の質保証とともに成績評価の厳格化が述べられ、質的転換と題してルーブリックの活用が示されている。「何を教えたか」という視点のみならず「何を修得したか」という視点の重要性が、教える者と学習者の双方に求められているのである。

特に近年の教育で、パフォーマンス系の課題学習に対する評価方法として注目されているのがルーブリックである。看護教育においても、ルーブリックは一定の公平性を担保しつつ、学習に即した基準に従って評価できるツールとして、今や多くの看護教育関係者によって取り組まれている。しかし、自分が作成したルーブリックは果たしてこれで良いのだろうかという懸念を抱きつつ使用している状況も散見される。本書は、ルーブリックに興味をもつ人が、何かしら役立つヒントが得られるように意図し、具体例を示しながらルーブリックとは何かという基本に立ち返り概説している。もちろん評価方法はいくつかあるが、本書はルーブリック評価に着目して、それを作成するときの思考過程についても示している。さらに、ルーブリックの基本的な考え方に基づいた実践例を紹介しているものである。

本書は、第1章から第4章までのルーブリックの基礎編と、第5章のルーブリックの実例集で構成している。ルーブリックに関する基礎知識や作成方法を学びたい方は第1章から順に読んでいただき、すでにルーブリックを活用している方は第5章を読んでいただきたい。そのうえで、第1章に立ち戻ってお読みいただくと、ルーブリックの理解の深化をはかれるに違いない。

第1章では看護教育におけるルーブリック評価の活用と題し、必要性と評

価の考え方、活用について簡単に概説している。第2章ではルーブリックの基本と題し、ルーブリックとは何か、ルーブリックの構成要素、作成方法、バリエーションを概説している。第3章ではルーブリックの様々な作成方法と題し、既存評価表の活用法、学生と作成するルーブリック、複数の教員で作成するルーブリック、既存ルーブリックのカスタマイズ法を概説している。第4章では評価の目的ごとのルーブリック活用の実際と題し、パフォーマンス評価、形成的評価におけるルーブリック、授業科目の成績評価におけるルーブリックについて解説している。

"ルーブリックってどうやって作成するの？"ということに関心をもたれているのであれば、第2章の「2 ルーブリックの構成要素」と「3 ルーブリックの作成方法」を読んでいただけるとよい。

第5章のルーブリックの実例集は、各看護専門領域でルーブリック活用の先陣をゆく方々が執筆されており、ルーブリックをどのようにして作成したのか、また作成や評価の実際における苦労話も盛り込まれている。各看護専門領域が網羅されているので、必ずや皆さんの求める事例が見つかるであろう。

ルーブリックには、教える者と学習者が共通して活用できる評価のものさしとしての機能がある。

ルーブリックという公正で客観的かつ即時的フィードバックを可能にする評価ツールが、教える者と学習者の橋渡しとなり、評価機能が効果的に発揮され、それが学習者を励まし、学びの支援につながることを願ってやまない。

2018年4月
徳島文理大学大学院看護学研究科　森田　敏子
上田伊佐子

目次

第1章 看護教育における ルーブリック評価の活用

1 看護教育におけるルーブリック評価の必要性 …… 2
2 看護教育における評価の考え方と方法 …… 4
3 看護教育におけるルーブリック評価の活用 …… 6

第2章 ルーブリックの基本

1 ルーブリックとは何か …… 10
2 ルーブリックの構成要素 …… 15
3 ルーブリックの作成方法 …… 20
4 ルーブリックのバリエーション …… 25

第3章 ルーブリックの様々な作成方法

1 既存の評価表を基にしたルーブリック …… 32
2 学生とともに作成するルーブリック …… 37
3 複数の教員で作成するルーブリック …… 41
4 既存ルーブリックのカスタマイズ …… 45

第4章 評価の目的ごとの ルーブリック活用の実際

1 パフォーマンス評価におけるルーブリックの活用 …… 50
2 形成的評価におけるルーブリックの活用 …… 53
3 授業科目の成績評価におけるルーブリックの活用 …… 56

第5章 領域別「ルーブリック」実例集

1	基礎看護学：クリティカル・シンキングに関するルーブリック	60
2	基礎看護学：「看護過程の展開」の基礎理論を学修する演習のルーブリック	68
3	成人看護学：TBLを学習方略とした「急性期看護援助論」のルーブリック	78
4	成人看護学：慢性期看護学：「糖尿病看護論」糖尿病患者指導に関するルーブリック	88
5	成人看護学：周術期患者の離床に関する教育指導を評価するルーブリック	96
6	成人看護学：OSCEに関するルーブリック	105
7	老年看護学：高齢者との交流とグループワークを評価するルーブリック	114
8	小児看護学：レポート課題を評価するルーブリック	122
9	母性看護学：母性看護学の技術「沐浴」を評価するために教員が作成したルーブリック	130
10	精神看護学：当事者参加型授業の学びを評価するルーブリック	139
11	在宅看護論：在宅看護学概論における事例検討のルーブリック	147
12	看護の統合と実践：国際看護学に関するルーブリック	154
13	看護教育学：看護教員を目指す看護学生の模擬授業を評価するために看護学生とともに作るルーブリック	162
14	臨床における現任教育：新人看護職員研修におけるルーブリック	174

表紙デザイン／ワンダフル　本文デザイン／STUDIO DUNK

■編集
森田　敏子　　徳島文理大学大学院看護学研究科教授
上田伊佐子　　徳島文理大学大学院看護学研究科准教授

■執筆（執筆順）
森田　敏子　　徳島文理大学大学院看護学研究科教授　　第1章, 第2章, 第3章, 第4章, 第5章14
上田伊佐子　　徳島文理大学大学院看護学研究科准教授　　第1章, 第2章, 第3章, 第4章, 第5章13
前田ひとみ　　熊本大学大学院生命科学研究部教授　　第5章1
井上加奈子　　熊本保健科学大学保健科学部看護学科講師　　第5章2
細川つや子　　姫路大学大学院看護学研究科教授　　第5章3
吉永　純子　　徳島文理大学大学院看護学研究科教授　　第5章4
福田　和明　　徳島文理大学保健福祉学部看護学科教授　　第5章5
吉野　拓未　　福岡女学院看護大学看護学部看護学科講師　　第5章6
中島　洋子　　久留米大学医学部看護学科教授　　第5章7
西村　直子　　大手前大学総合文化学部准教授　　第5章8, 12
佐原　玉恵　　徳島文理大学大学院看護学研究科准教授　　第5章9
藤森　由子　　和歌山県立医科大学保健看護学部講師　　第5章10
福島　道子　　徳島文理大学大学院看護学研究科教授　　第5章11

〈所属・肩書は刊行時〉

第 1 章

看護教育における
ルーブリック評価の
活用

1 看護教育における
ルーブリック評価の必要性

看護教育界の動向

　今日、看護教育が目指すのは看護の質の向上に寄与できる人材を育成することにあるといえる。看護の質を担保するためには種々の能力が必要となるが、なかでも「社会人基礎力」「学士力」「看護実践能力」を有した人材の育成が重要となる。

　「社会人基礎力」は、「職場や地域社会で多様な人々と仕事をしていくために必要な基礎的な力」であると経済産業省が2006年から提唱している。看護教育においても、社会人基礎力を視野に据えなければ教育の質は担保されない。「学士力」は、2008年の中央教育審議会答申『学士課程教育の構築に向けて』で示され、その育成に「きめ細かな指導と厳格な成績評価」が取りあげられている。看護師養成所は第1条校ではないが、高等教育機関であることから、同様に「学士力」が求められていると解してよいであろう。「看護実践能力」の育成の充実は、2002年の看護学教育の在り方に関する検討会報告『大学における看護実践能力の育成の充実に向けて』に示されている。

　その一方で近年は、少子社会とゆとり教育の影響による学生の学力低下と生活体験の乏しさが課題となっている。このような背景のなか、教育現場では受動的学習から能動的学習への質的転換の時代を迎えている。そして、学力の3要素である「①基礎的な知識・技能、②思考力・判断力・表現力等の能力、③主体的に学習に取り組む態度（学校教育法第30条第2項）」の育成に迫られている。

　看護基礎教育では、2007年に、『看護基礎教育の充実に関する検討会報告書』（厚生労働省）で、コミュニケーション能力、看護アセスメント能力、倫理的判断能力、チーム医療、医療安全などが盛り込まれ、演習が強化された。演習強化は、知識・技術・態度が三位一体となった能動的学習により、思考力や判断力、課題解決力を伸ばすことが意図されている。

　『看護師養成所の運営に関する指導ガイドラインについて』では、「看護師教育の基本的考え方、留意点等」と「看護師に求められる実践能力と卒業時の到達目標」が定められている。2019年からは、学士課程において看護教育モデル・コア・カリキュラムが開始される。

これからの看護教育に求められるルーブリック評価

　『大学設置基準』の第25条の2には、「大学は、学生に対して、授業の方法及び内容並びに一年間の授業の計画をあらかじめ明示するものとする」「大学は、学習の成果に係る評価及び卒業の認定に当たっては、客観性及び厳格性を確保するため、学生に対してその基準をあらかじめ明示するとともに、当該基準にしたがって適切に行うものとする」とある。ここでは、授業計画の開示とともに成績評価にあたっての基準を示すことが盛り込まれているが、その目的を評価の客観性と厳格性を確保するためとしており、学習成果の評価は客観的になされるべきであるという考えがうかがえる。

　従来、学習成果の評価では、学生に期待する能力が知識偏重型であったことも手伝って客観的テストが主流となっていた。しかし近年、学生に知識以外に技術や思考力など様々な能力が期待されるようになっており、知識偏重型の客観的テストだけでは不十分となってきている。それが、看護教育の質保証の方略としてシラバスの改善や教育方法の改善（アクティブ・ラーニング〈能動的学習〉の推進）とともに、適切かつ厳格で一貫した評価手法が求められている所以である。そしてその評価手法として適しているのが、ルーブリック評価なのである。看護教育の目的を達成するために、教育方略としてもパフォーマンスの課題を課すことが重視されている。パフォーマンス課題を評価するものとして適しているのがルーブリックである。ここにルーブリックを活用する意義がある。

　実際、様々なガイドラインや提言においてルーブリックについて言及されてきている。『専任教員養成講習会及び教務主任養成講習会ガイドライン』（厚生労働省、2010年）には、ルーブリック評価の必要性が言及されている。また、2012年の中央教育審議会答申『新たな未来を築くための大学教育の質的転換に向けて〜生涯学び続け、主体的に考える力を育成する大学へ〜』では、学生の主体的な学びの促進とともに、学生の学習成果の把握が重要課題として掲げられ、その方略としてルーブリックが例示されている。『高等教育の質保証に関する文部科学省の取組』においても、学士課程教育の質的転換への好循環の確立としてルーブリックの活用が示されている。教育の質保証とさらなる向上への取り組みとして成績評価と卒業認定の客観性・厳格性の確保が述べられ、ルーブリックの活用があげられている。"何を教えるのか"という視点のみならず、"何を修得したか"という視点が学生にとっても教員にとっても一層重要となる。

　以上、これからの教育、看護教育においてルーブリック評価が重要となってくる背景を概括した。実際、客観テストでは測れない演習や実習の評価に悩む教員は少なくない。ここで活用できるのがルーブリックなのである。ルーブリックは、教員と学生の共通言語であり、学びの確認ツールとしての機能を果たす。そして学生の次の学習の良い動機づけとなっていく。学習する学生を育てるのがルーブリックなのである。

2 看護教育における評価の考え方と方法

看護教育の目的と教育評価

　看護教育の目的は、優れた看護実践能力をもつ看護師を育成することにある。助産師や保健師の育成においても同様であるが、それは具体的にいえば、目指す看護師像（助産師像、保健師像）に学生を導くことである。つまり、看護教育では、学生を理想とすべき像に育む使命を負っている。そこで、教育の場では、学生がその理想像に向かっているのかを確かめる必要がある。その教育の成果の確かめが教育評価である。

　看護教育は、教員（教える者）と学生（学ぶ者）の相互作用によって成立するため、教員の教育観や信条、価値観（価値判断）が大きく影響する。しかし、教育評価において教員の恣意的な判断が介入してはならない。教育評価は、公正なものであり、客観的、中立的（ニュートラル）でなければならないからである。

授業形態と学習課題

　卒業時において学生に求められる様々な知識や技術、態度、思考力などの力を育むために、看護教育ではいくつかの授業形態がとられている。授業形態は学生が何をどのように学ぶのかによって決定される。そして、それぞれにおいて学習課題が課され、評価されていくこととなる。

　看護教育における授業形態は、現在大きく分けて講義、演習、実習の3つの形態がとられている。この3つの授業形態ごとに学習課題の内容も異なってくる。ここでは、授業形態ごとの代表的な学習課題を確認する。

　まず講義から確認していく。講義は多人数に対して一斉に行う授業であり、イメージしやすいであろう。近年ではアクティブ・ラーニングが推奨されているため、講義の形態においても様々な双方向の授業となるような工夫がなされている。そのような講義方法の工夫があるとはいえ、講義という教授スタイルにおいては、学習課題は一般的に「〇〇についてレポートしなさい」「〇〇について述べなさい」という知識の理解を問う課題が多くなる。

　一方演習では、学生が何かの理解を深めるために、練習問題をグループで議論して

解を導くことに挑戦したり、少人数で質疑応答を行って内容の理解の深化を図ったり、シミュレーション学習を行ったりする。その代表例が、看護技術の演習であろう。そこには、教員と学生がともに参加して学ぶ授業スタイルがあり、それによって学びが深化する。そこで、演習の学習課題は一般的に「演習で学んだ○○について省察しなさい」という表現で課されることが多い。

そして、看護教育の教育課程で重要な位置を占めるのが実習である。現行の教育課程では、実習は「基礎看護学実習」と「成人看護学実習」「小児看護学実習」など各専門領域の実習、「統合実習」に区分されている。実習の課題は、各実習で何を目的とし何を目標に据えるかによって異なってくるが、一般的には、「○○実習の目標に到達したのかについて考察し、自己の課題を明確にしなさい」となることが多い。

評価の種類

教育評価は、評価する時期、何に準拠するか、評価の主体、評価対象によって区別される。

評価する時期でいえば、学びの前に行う評価は「診断的評価（プレテスト）」、学びの途中で行う評価は「形成的評価」、学びの最終の総括として行う評価は「総括的評価（ポストテスト）」である。

何に準拠するかでは、集団に準拠した評価（母集団の中での位置づけ：他者と比べる評価、相対評価とも言われる）、目標に準拠した評価（学習目標に到達したかの評価：到達度評価あるいは達成度評価ともいう）、個人内評価（学生の成長度合いの評価）などがある。

評価の主体による評価には、自己評価、他者評価、ペア評価、相互評価がある。

何を評価対象にするかによっては、プロダクト評価（成果評価）、プロセス評価、パフォーマンス評価がある。

いずれにしても、何を目的に、何を目標として、何を学んだのかという視点で評価していくことになる。

本書で紹介していくルーブリック評価は目標に準拠した評価（いわゆる絶対評価）を基本としているが、どの学びの時期にも使用でき、評価の主体や評価対象によらず使用できる評価ツールである。最大の特徴は、公平性、客観性、平等性があり、教員と学生の共通したフィードバック機能を有しているところにある。さらに、パフォーマンス評価に適しているという特徴がある。

3 看護教育における ルーブリック評価の活用

授業形態と評価

　学習課題は授業形態に依存することを前項で確認してきた。評価は学習課題の達成度を測定するものであるから、評価手法も授業形態ごとに異なってくる。そこで、「講義」「演習」「実習」の授業形態ごとに評価の実際をみていく。

「講義」と評価

　今日ではアクティブ・ラーニングなどの工夫が行われているとはいえ、一般的に「講義」とは広く多人数に対して知識を伝授するものであり、主となる目的は知識を付与することである。知識の付与が目的であるため、評価は「知識」が身についたかを測定することになる。看護教育では知識について認知領域といっている。

　これまでの評価では、一般的に知識（認知領域）に関する評価は、ブルームら[1]が提唱する目標細目分類に基づき、①想起（専門用語や看護の原理などを思い出して一般論として説明できるか）、②理解（想起した内容を再構成して自分のものとして、たとえばという比喩を用いて説明できるか）、③問題解決（自分のものにした知識をある事柄に応用できるか、比喩を用いて説明できるようになった知識内容を、何か別の事例に活用できるか）の3つの事柄が行われてきた。

　その方法に、マークシート方式などに代表される客観的テスト法がある。これには、問題に対する正誤（○か、×かの選択）で解答させる方法、選択肢法（適切なものを選ばせる方法）、多種選択肢法（いくつか適切なものを組み合わせて選択させる方法）、穴埋め法（文章をカッコで空欄にしておき、適切な用語を記述させる方法）などがある。これらには解答に客観性があり、だれが採点（評価）しても同じ評点になるという利点がある。

　しかし一方でこれらの客観的テスト法では、想起と理解は評価できるが、問題解決といった踏み込んだ応用力は評価しにくい。そこで行われるのが、記述式問題による評価である。

　記述式では、「○○についてあなたの考えを述べなさい」といったものや「○○の

事例ではどのように考えると看護になりうるでしょうか。その理由も含めて述べなさい」という問題を出す。出題する教員は正答のおおよその基準（○○と△△、□□を記述していれば＃＃点とする、など）をあらかじめ決めておく。しかし、多数の解答を採点・評価していると、記述内容の表現が種々多様になってくるため、あらかじめ決めておいた基準に該当するのか悩むようになる。しまいには、基準を無視して、何となくの勘のようなものに頼って採点することになりかねない。このような採点方法では学生に採点の理由を尋ねられたとき、説得力のある説明をすることができない。

このような場合に有用なのがルーブリック評価である。ルーブリック評価は、公平性、客観性、平等性を保つために評価の基準が明確に示され、しかも事前に学生とそれを共有するという用い方をするからである。また、フィードバック機能も有しており、学生は教員に問うまでもなくセルフチェックすることが可能となる。

「演習」と評価

「演習」は、教員が一方的に知識を教授するのではなく、教員と学生がともに参加して議論や討論、様々な活動をとおして学生の理解の深化や内容の習得を図る教授形態である。「演習」では知識（認知領域）にとどまらず、技術（精神運動領域）と態度（情意領域）の学習も目指している。したがって「演習」の評価は、それらについて行動変容したのか、成果が出ているのかについて測定することになる。

一般的に学習課題に何を課したかによって測定方法が決まってくる。知識（認知領域）、技術（精神運動領域）と態度（情意領域）に関する評価としてレポートで評価することもあるが、チェックリスト方式が用いられることが多い。いわゆる看護技術試験（テスト）をイメージされるとよいであろう。このチェックリスト方式の評価方法は教員にとって馴染み深いのではないだろうか。

チェックリスト方式では、看護技術試験を例にとると、看護技術の手順に基づいて、順番に「1．○○ができる（○○を行っている）」「2．○○ができる（○○を行っている）」「3．○○ができる（○○を行っている）」という採点方法で評価することになる。多くの場合この評価表は教員の頭にインプットされており、いちいちチェックリストを見なくても採点できるくらいになっているであろう。

ただし、評価の視点では、「それができたか（行ったか）」をみており、その質はあまり問うていないことが多い。もちろん、「○○について丁寧に、確実に、正確に」といった形容詞を用いてその質を測定している場合もある。しかしながら、チェックリスト方式の評価では、手順に重きが置かれ、看護の本質として学んでほしいと教員が考えているはずの理論や原理、原則についての評価にはなりにくい欠点がある。

ルーブリック評価は、評価の観点として、教員が学生に学んで身につけてほしいと

考えている理論や原理、原則をあらかじめ明確にしておくため、これらを過不足なく評価することができるという利点がある。

「実習」と評価

　実習は看護教育において重要な授業形態である。しかも、学生が最もつまずきやすく、看護に興味をもつか否か、看護に価値を見出すか否かはこの臨地実習にかかっているといっても過言ではない。当然その評価も重要な位置づけにある。

　実習には、目的と目標、大まかな学習内容と方法が設定されている。そこで、評価はその目的に向かって目標に到達したのかが判断されることになる。しかし、「講義」や「演習」と異なり、看護実践現場での学習になることから、学習内容や方法を前もって決めておいたとしても、学生は初めて経験する、あるいは突発的に生じる様々な事象に戸惑ってしまい、学習が予定どおりに進まないことも少なくない。そこでの学びは、学生の力と学習環境に委ねられ、自分で思考し、判断して行動しなければならない。それが、実習というものであり、座学で学んだ「講義」「演習」の集大成として自己の能力を発揮する場なのである。

　さて、これまでの実習評価では、学生が実習目的に向かって目標を達成したのかを判断して、知識（認知領域）、技術（精神運動領域）、態度（情意領域）を評価してきた。しかしながら、それらの評価は、「看護過程の展開」の出来を評価するものが多く、それに加えて実習態度、実習記録などを評価してきたといえる。それらは知識（認知領域）偏重型の評価ではなかっただろうか。実習で本来評価すべき、学生の患者への専心、患者の人権を尊重する倫理観などを評価できるものになっていたであろうか。

　ルーブリック評価では、学生に学んでほしいことを盛り込んで明示しておくことができる。また、実習はパフォーマンスの代表例であるが、パフォーマンス評価に適しているのがルーブリック評価でもある。今後は実習の評価にルーブリック評価が広く用いられていくものと考えている。

【参考文献】
1）B.S. ブルーム, 他著, 梶田叡一, 他訳：教育評価法ハンドブック；教科学習の形成的評価と総括的評価, 第一法規出版, 1973.

第 2 章

ルーブリックの基本

1 ルーブリックとは何か

ルーブリックとは

　ルーブリックは1980年代に米国で開発された学習評価基準の一つであり、ポートフォリオ評価とともに、数値化しにくい学習成果を判定するための評価法として、様々な教育分野で活用されてきている。わが国においては、「相対評価」から「到達度評価」に転換した文部科学省などの音頭取りもあって、ルーブリック評価の意義が理解され、その活用が緒についたばかりである。看護教育界において、近年になってその評価の有効性が研究され始めた[1,2]。

　ルーブリック評価表では、**表1**に示すように、ある学びの獲得の程度を確認するための①学習課題、②評価尺度、③評価観点、④評価基準の4つの要素から構成される。まず学習課題を示し、評価尺度を列に、評価観点を行に示し、各々の評価観点と評価尺度とが交差するセルにパフォーマンスの特徴を記した評価基準を記載する。

　ルーブリック（rubric）という聞きなれない語のもともとの意味を英和辞典[3]から抜粋すると、

> 典礼執行規程、ギリシャ正教の法事規程、プロテスタントの礼拝規則、礼典法規：典礼、奉神礼などの祈祷式および秘跡、礼典の執行に当たっての言動の仕方を赤文字で典礼書に記している指示．編集者の朱筆書き込み．朱書き〔赤文字〕の、赤刷りの（rubrical）．記念すべき祝祭の（red letter）．

とされ、もともとは「赤色で書かれた権威あるもの」であった。教員や学生にとって、課題の評価基準を示すルーブリックは、確かに権威あるものということもできる。

　本項では、ルーブリック評価の特徴や利点を概説していく。

ルーブリック評価の特徴

　教員が学生を評価するときに悩むことは、その評価に妥当性や客観性があるかという点であろう。特に、ペーパーテスト法（記憶力を評価するテスト法）で技術や思考、判断、発想、態度などを評価する際にはその懸念はなお強くなる。ルーブリック評価

表1 ルーブリック評価表

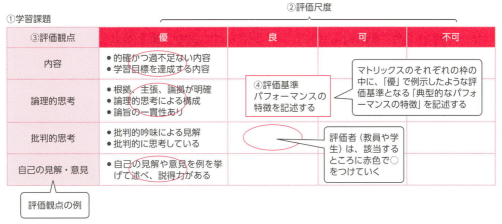

　は、通常の知識の想起を評価するペーパーテスト法や技術力を評価するチェックリスト方式の評価法では評価することが困難な「思考・判断」「関心・意欲・態度」「技能・表現」の評価に適しており、主としてパフォーマンス課題を評価する際に用いられている。

　特に看護教育では、「知識・理解」を基礎として、多種多様な資質の能力育成が求められている。近年では、どの科目もパフォーマンス課題の獲得を目指しており、学習成果を評価する指標となるルーブリック評価に関心が寄せられている。

　ルーブリック評価には評価尺度と、どのようなパフォーマンスを行えば判断力や関心・意欲、技能などが評価できるのかという評価基準を事前に明示し、教員と学生の両者の合意において了解されているという特徴がある。そこに教員の恣意的な操作が入りこむ余地はなく、公平性と客観性が確保される。学生も評価に納得でき、不満を抱かずにすむうえ、その後の自己の学習課題が明確に意識化できる。そこには、学生に学習の方向性を自ら見いださせ、学習意欲を刺激するしくみが内包されている。ルーブリックを用いた評価は、学生にも働きかけるのである。

ルーブリック評価の利点

（1）評価上の利点

①客観的で一貫性のある評価

　ルーブリックは評価基準が明確であるため、だれが評価しても一貫性のある客観的な評価ができるという特徴がある。そのため複数の教員で課題の評価を行う場合にも、教員ごとの評価のバラつきが少なくなる。

　また複数の教員ではなく、一人の教員が数多くのパフォーマンス課題を評価しなけ

ればならないときも、最初に採点したものであれ終盤に採点したものであれ、常に同じ評価基準で判断を下すことができる。

　学生やその保護者が成績に疑義を呈する際も、学生の成績を本人や保護者に説明する際に明確な根拠としてルーブリックを示しながら適正な評価であることを示すことができる。そして、評価が公平に客観的に行われることは、教員と学生が信頼し合う学習環境をつくることに貢献する。

②評価基準の明示

　学習の評価において、評価基準が明確でなければ、自分への評価に疑問や不満を抱く学生がいるかもしれない。また、教員も学生にその評価の根拠を説明できない。ルーブリックは評価観点と評価基準を明確に示すものであるため、このような問題を生じさせない。ルーブリックは原則事前に学生に知らせておくものであり、学生も評価基準を学びの前に知ることができるからである。

　このため、学生は与えられた学習課題でどのようなスキルや行動を身につければよいのか、身につけることを期待されているのかあらかじめ把握することができる。そして実際に自分のできた点やできなかった点がわかるため、次に改善するための効果的な学習を促進できる。さらに、評価基準の明確化により、評価の公平性、客観性が確保されているため、他者と比べて不満を抱く学生はいなくなる。

③簡便かつ短時間での評価

　ルーブリックにおける評価は、パフォーマンスの特徴を記した評価基準に当てはまるか、どれに該当するかを判断すればよいので、簡便かつ短時間で行うことができる。学生がある学習課題でつまずくところや理解が困難なところはだいたい共通しているため、通常の答案用紙では教員はそれを修正したり学びを支援するために、どの学生にも同じようなコメントを記すという状況になりかねない。ルーブリックであれば、教員は表のどこに該当するかを選べばよいので、同じコメントを何度も書く必要がなくなるという利点がある。

④即時的フィードバック

　③でみたように、ルーブリックは簡便で短時間での評価が可能となるため、学生に即時的にフィードバックすることができる。学生にとっては、課題が終了してから何週間も経ってから結果を知らされたのでは、そのときの自分の考え方や思考過程などを思い出しながらていねいに振り返りを行うことが難しくなる。それによりやる気もそがれてしまうこともある。課題終了後の速やかなフィードバックは、学生に次の課題への学習意欲をもたらすことができる。

⑤詳細なフィードバック

　ルーブリックではパフォーマンスの特徴を記した評価基準により何がどうなればどう評価されるかが明確に示されており、学生の学習到達度や獲得状況を具体的に説明し確認できるため、学生に詳細なフィードバックをすることができる。

　これにより、学生は自分にできているところとできていないところを理解でき、次の学習では指摘された点を改善できる。それは、その課題で要求されている学びのポイントを知らせる機能も併せもち、学生の学習意欲を刺激する。どの学生も本質的には学びに到達して学びを獲得したいと考えている。それを支援するのがルーブリックの詳細なフィードバック機能であり、素晴らしい学習支援システムでもある。

（2）使用上の利点

①授業改善につながる

　ルーブリックによって教員と学生の双方が同じ評価基準で学習到達度を確認することができるため、教員は具体的な授業方法を考えることができ、授業改善に活かすことができる。また、過去に作成したルーブリックから評価方法を見直すことで授業改善でき、教授法が向上することになるとともに、教員としての成長につながる。そして授業改善は、学生に対する授業への関心を喚起することになり、教員と学生の信頼関係の構築につながっていく。

②コミュニケーションの活性化につながる

　ルーブリックは教員と学生とが共有して使用していくため、教員と学生のあいだで活発にコミュニケーションを図ることができる。後述するように学生と一緒にルーブリックを作成するなら、より一層コミュニケーションが活性化するであろう。また、これも後述するが複数の教員が協力してルーブリックを作成することもあるが、これも互いの教育観などを話し合うことになるため、教員同士のコミュニケーションと意思疎通の活性化につながる。学生とであれ教員同士であれ、コミュニケーションの活性化は、教育のオープン化に貢献し、教育環境を風通しの良いものに変化させていく。

③批判的思考の習得につながる

　批判的思考は、看護教育で養成することが求められている能力の一つである。ルーブリックは学生への優れたフィードバック機能を有しているため、学生はなぜその学びを獲得できたのか、あるいは何が不足していたから獲得できなかったのかという思考になり、おのずと批判的に振り返る習慣を身につけることができる。

　このルーブリックにおける批判的に振り返る習慣は、批判的思考の習得につながるが、学生だけでなく教員にも同じことがいえる。

ルーブリックの種類

　ルーブリックにはいくつかの種類がある。アメリカではそのタイプと使用法について紹介されている[4]。それによると、Holistic（全体像）、Analytic（分析的）、General（一般的）、Task-specific（タスク固有あるいは特定のタスク）の4タイプである。

　本書ではルーブリックのバリエーションとして、チェックリスト式、コメント式、比重採点式の3つを、作成法の種類として、学生とともに作成するルーブリック、複数の教員で作成するルーブリック、既存ルーブリックのカスタマイズを紹介している。それぞれ第2章の4および第3章をご覧いただきたい。

ルーブリックの導入方法

　ルーブリックを導入したいと考えたとき、まずは各種の文献に当たってルーブリックの概念をつかみ、完成した評価表を見てイメージ化しておくとよい。

　次に行うことは、「課題」を考えることである。ルーブリックは、カリキュラム全体の評価、看護専門領域の評価、科目の評価、単元の評価、主題の評価というように、どのレベルでも活用できる。したがって、初めてルーブリックを使用するときは、科目のなかのどこかのコマについて評価することから始めてみるのがよいであろう。そのコマにおける「課題」を考えてみるのである。

　次には、作成手順にしたがって、実際に作成してみる。ルーブリックを構成する各要素の意味と評価表の作成方法は本章の2と3で詳述しているので参照されたい。

　作成してみて自分で納得できない点もあるかもしれないが、その場合も、それで使用し始めてみる。まずはルーブリックの使用を優先するのである。使用していけば改善点も見えてくる。作成することに最善の努力をしつつも、最初から完成品や完璧性を求めないのがルーブリックを導入するときのコツである。「最初はだれでも初心者であった」という言葉を思い出すと、気持ちも軽くなるのではないだろうか。

【引用・参考文献】
1) 森田敏子, 井上加奈子, 吉野拓未, 福重真美, 上田伊佐子:「看護学生が臨地実習で経験した倫理的事例の検討」のルーブリック評価の効果とその課題, 徳島文理大学紀要, 94, p.29-39, 2017.
2) 上田伊佐子, 吉野拓未, 井上加奈子, 福重真美, 森田敏子:看護学生が臨地実習で経験した事例の検討演習が「考える」でつながるルーブリック, 徳島文理大学紀要, 95, p.37-44, 2018.
3) 小学館ランダムハウス英和大辞典第2版編集委員会編集:小学館ランダムハウス英和大辞典第2版, p.2362, 1998.
4) Rubrics,Types and Uses of Rubrics
　http://webpages.charter.net/bbmullinix/rubrics.htm（最終アクセス日2018/3/19）

2 ルーブリックの構成要素

　本項ではルーブリックの4つの要素である「学習課題」「評価尺度」「評価観点」「評価基準」について、その用語の意味や表現するときのポイントを述べる。

学習課題

（1）学習課題とは
　学習課題は、その科目の学習目標に照らして、学生に獲得させたい能力や技能を培うために課すもので、学生がその能力や技能の獲得に向かって努力する指針になるものである。学習課題には、教員が学生に期待するパフォーマンスである判断やスキル、行動が含まれている。また、学習課題にはレポートや論文、ポスター発表、プレゼンテーションといった学習の手法も示される。
　ルーブリックはこの学習課題に始まり、それを達成したかどうかを確認するために、後述する評価尺度や評価観点、評価基準となるパフォーマンスの特徴の記述が設定される。

（2）学習課題の表現方法
　学習課題は、要点を整理してなるべく簡潔な表現となるようこころがける。なぜなら学習課題は、ルーブリックを使用する人のだれもが一目で「何をどのように学習するのか」が理解できるような表現が望ましいからである。表の一番上に記載するのもそのためである。
　表現方法として留意するポイントは、①長文にならないこと、②何（主題）を学ぶのか簡潔明瞭であること、③どのような方法で学ぶのか（レポート、論述、プレゼンテーション、フィールドワークなど）を含めること、などである。
　長文にならないといっても、どのくらいから長いのかという決まりはない。たとえば科学研究費を応募する際のタイトルは40字以内と決められているので、それも一つの参考となろう。ただし、学習課題は研究題目ではないので、これより若干長くなってもかまわない。
　学習課題の表現の例として、「実習で経験した倫理的問題についてグループで討議

しグループの見解をプレゼンテーションしなさい」を検討してみよう。この学習課題では、主題が実習で経験した倫理的問題であることがわかり、その方法として①グループ討議する、②グループの見解をまとめる、③プレゼンテーションする、ことが書かれている。この表現では学習者に課せられていることが、内容、方法ともにだれが見ても理解できる。しかも、学習目標としての表現でなく、それほどの長文でもない（45文字）。学習課題の表現のポイントに適っており、適切な学習課題の表現といえる。

評価尺度

（1）評価尺度とは

評価尺度とは、学習課題がどの程度達成されたかを判定するための評価の区分で、評価水準（レベルの目安）をいくつかの段階に分けたものである。学習課題を最も高いレベルで達成し期待される能力を獲得した段階を最高水準とし、逆に学習課題の達成が十分でなく能力を獲得したとはいえない最も低い段階を最低水準とする。それら最高、最低水準を含め何段階かに評価の段階を分けるのが評価尺度である。ルーブリックを使用する初心者は3つの尺度で達成度を判定するのがやりやすく、基本形とされている。

（2）尺度の数

上述のように尺度は3つとするのがやりやすく簡便である。実際には、3〜5つとされることが多い。現在「優・良・可」で区分するなら3尺度、それに「不可」を加えて「優・良・可・不可」で評価するなら4段階となる。尺度数を設定するための定められたルールはないため、各教育機関の状況や作成する教員の考え方によって決めて支障はない。ただし、尺度数が増えれば増えるだけ、後述する「評価基準となるパフォーマンスの特徴の記述」を区別して表現する難易度が高くなる。また、尺度ごとの違いがわかりにくくなり、評価を判断することが難しくなる。そこで、初めてルーブリックを作成するときは、やはり推奨どおり3尺度で作成するとよいであろう。

（3）表現方法

尺度の各段階の表現は、「良くできた（5）」「だいたいできた（4）」「普通（3）」「あまりできない（2）」「できない（1）」や、「優」「良」「可」「不可」などと示す。ただし、これらの表現は若干無味乾燥な印象を与える。

評価尺度は、学習課題の達成状況や能力獲得状況を確認するものではあるが、一方で学生の学習を動機づけ、励ますものでもある。そこで、学習の努力が報われたり達成感を味わえたりするような表現にするほうがよい。たとえば、「とても素晴らしい！」

表1　評価尺度の例

例1	優秀	良	可	不可
例2	模範的	有能	もう少しで有能	
例3	素晴らしい	惜しい、もう少し！	もっとがんばろう	
例4	熟達	中堅	新人	初心者
例5	強み	普通	弱み	

「素晴らしい！」「ちょっと残念！あとひと踏ん張り！」といった表現である。これらの表現は、学生の学習意欲を湧き立たせるであろう。

尺度の表現例を**表1**にあげておくので参照されたい。

評価観点

（1）評価観点とは

　評価観点は、学習課題として求める具体的なスキルやコンピテンシーの論点を端的に表現したものである。つまり、その学習課題による学生の学びを判定する際に、どういった点を評価するかを示すもので、それはすなわち、その学習課題で学生に学ばせたいこと、できるようになってほしいことである。この評価観点が適切に表現されていれば、評価観点と評価尺度からなるパフォーマンスの特徴の記述が適切なものになっていく。

　評価観点は、学習目標の表現や行動目標の表現になってしまいがちなので留意したい。また、評価観点は、あるスキルやコンピテンシー、パフォーマンスの特徴で構成されているが、それらの手順書でもないことに留意する必要がある。

（2）評価観点の数

　ルーブリックは、学習課題も含めて1枚の用紙に収めるのが原則である。それは、課題として何に取り組み、何をどのような方法で学び、どのような観点で評価されるのかが、一目で理解できるからである。評価観点は、学ぶ主題を整理し要素に分解したものでもあるが、1枚の用紙に収めるためには、おのずと数は制限されてくる。

　しかし、教員は学生に多くのことを学んでもらいたいと考えていることから、往々にして評価観点の数が多くなりがちである。そこで教員は、明晰な判断によってその学習課題の本質を見つめ直し、学生がその課題によってどのようなスキルやコンピテンシーを身につけるべきか、どこまで到達しうるのかを見極めなければならない。

　一般にルーブリックの基本形の評価観点は7項目が適当とされている。当然学習課題によっては増減し、5項目になったり8項目になったりすることはありうる。しか

し、あまり多く（たとえば10項目）なる場合には、学習課題に照らして厳選しなおして統合することが望ましい。

(3) 表現方法

　評価観点は、簡潔明瞭に表すことが重要である。表現は学習課題に依拠するが、考えつかない場合は、ブルームらの教育目標の分類学のタキソノミーを援用してもかまわない。その場合、認知領域では「知識」「理解」「応用」「分析」「統合」「評価」となり、情意領域では「受け入れ」「反応」「価値づけ」「組織化」「個性化」などとなる[1]。

　また、「看護師養成所の運営に関する指導ガイドラインについて」の別表13の「看護師に求められる実践能力と卒業時の到達目標」も参考となる。その場合、構成要素として示されているA〜Sの表現を参照するとよいだろう。別表13には、「A.対象の理解」「B.実施する看護についての説明責任」「C.倫理的な看護実践」「D.援助的関係の形成」などと表現されている。これらを用い、「対象理解」「説明責任」「倫理的看護実践」「対象との人間関係」などとしてもよい。

　評価観点として相応しくない例として、看護技術試験の評価に用いられるチェックリスト式の表現がある。「1.〇〇の準備ができる」「2.衛生学的手洗いができる」「3.患者に説明して同意を得ることができる」「4.患者のプライバシー保護のためにスクリーンで覆うことができる」といった表現である。これらは看護技術の手順書ではあるが、看護技術を構成する原理・原則ではない。評価すべきは手順そのものではなく看護技術の実践において獲得しておくべき原理・原則である。このことが、チェックリストそのものがルーブリックにおける評価観点にならない理由である。前述したように、「評価観点」は学習目標表現や行動目標表現ではないことも留意すべき事項である。表現の例として、**表2**を示す。

　今、看護教育で求められているのは、知識の理解を根底に据えた思考力や判断力、クリティカルシンキング力、人間関係力（コミュニケーション能力）、チーム協同力、課題解決力、プレゼンテーション力、倫理的態度などの育成である。何を目標とし、何を学習課題にするかにもよるが、昨今の看護教育では、これらの能力を育むための道標となる事項が評価観点となってくるであろう。

表2　評価観点の例

例1	例2	例3	例4	例5
意欲・関心 知識・理解 思考・判断 技術 対象への配慮	内容 論理的思考 批判的思考 自己の意見・見解	主体性 実行力 課題発見力 計画力 想像力 傾聴力 状況把握力	ヒューマンケア力 根拠に基づく計画性 実践力 チーム体制活用 専門職としての研鑽	導入 構成 内容 分析 協調・協同 発表

評価基準

(1) 評価基準とは

　評価基準とは、それぞれの評価観点における評価尺度に応じた学習者の行動や態度、いわゆる典型的なパフォーマンスの特徴を記述して説明したものである。これがまさに学習者の学習の到達段階を表したもので、その課題でのその評価観点についての評価そのものとなるものである。

　最高水準に該当する評価基準は、その評価観点において学生に期待する最高の到達段階を示している。最低水準に該当する評価基準には、その課題で学生に期待したパフォーマンスが得られなかった状態が示される。その中間に位置するものには、尺度数に応じて学習者の学びの状態、到達段階がパフォーマンスの特徴として記述される。

(2) 表現方法

　評価基準となるパフォーマンスの特徴の記述を表現していくのは簡単ではない。

　評価基準を考えていく際のポイントは、学習課題に何を課したかであり、その課題によってどのような思考や行動、態度を学生に求めているのかを思考することである。最高水準は、とても優秀な学生像がイメージされ、最低水準はどうにも合格させられない学生像ということになる。そして中間段階の尺度は、最高・最低水準の間にあたる状態を、尺度の数のぶんだけ表現していく。これが、先述した尺度の数が多くなるとパフォーマンスの特徴の記述を表現するのが難しくなる所以である。

【参考文献】
1) B.S.ブルーム,他著,梶田叡一,他訳:教育評価法ハンドブック;教科学習の形成的評価と総括的評価,第一法規出版,1973,p.429-441.

3 ルーブリックの作成方法

ルーブリックを作成する際は、以下の4つのStepを経て進めていく。各Stepとルーブリックの4要素の関係を示すと次のようになる。

第1 Step：振り返り ──────── **学習課題の明確化**と4要素の全体的な構想
第2 Step：リスト作成 ──────── **評価観点**を見いだすためのリスト作成
最高・最低水準の**評価基準**の模索
評価尺度の決定
第3 Step：グループ化と見出しづけ ── **評価観点**の明確化
第4 Step：表の作成 ──────── 第1Step〜第3Stepの要素と**評価基準**の記述による表の作成

　ルーブリックは看護教育におけるどの内容、たとえばカリキュラム構成全体の評価、ある看護専門領域のカリキュラムの評価、ある科目の評価、ある科目の単元評価などについて用いることができるものである。一般的に看護教育では、ルーブリックはある科目の評価、ある単元の評価に使用されることが多い。この場合はすでにシラバスが作成されていることになるため、シラバスにルーブリック評価を行うことを示しておかなければならない。このシラバスは大学教育のみならず、看護専門学校においても同様に作成されている。

　ここでは、ある科目を評価する場合、またはある科目の単元を評価することを前提として、どのようにルーブリックを作成していくのかについて説明していく。とはいえ、ルーブリックの作成方法はカリキュラム構成全体、ある看護専門領域のカリキュラムを評価するときも同じ方法論が用いられる。

ルーブリック作成の4Step

第1 Step：振り返り

　まず第1 Stepでは、学習課題を明確にし、4要素の全体的な構想を練るために、振り返りを行う。振り返りとは、担当科目について様々な方法（自己評価、学生による

評価、授業中に気づいた改善点のメモなど）で、学習目標は達成されるのか、学習成果はあがるのか、担当科目の責任は果たせるのか、などを思考することである。

ルーブリック作成には、まず授業目標の妥当性とともに、学習課題を課す意図、課題の適切性や目標、学生の既存の知識、学生のレディネスなどを振り返る必要がある。

以下に振り返るときの5つのポイントを示す。この振り返りを行うことで、科目の学習の全体像がわかり、全体像のなかで、効果的な学習課題として何がより適切か、評価観点や評価基準をどのようにしたらよいのかが明らかになってくる。

(1) シラバスに立ち戻り、シラバス全体と学習課題を見直す

まず一つめは、シラバスに記載した授業目的、授業目標、授業概要、学習課題をもう一度振り返ってみる。特に学習課題に焦点を当て、学習課題を設定した理由は何か、学生の授業目標の達成度を判定するためなのか、学生の知識の獲得の確認を意図したのか、批判的思考力を身につけることを意図したのか、学生に学びを深める経験をさせるためなのかなどについて振り返る。以前にも同じ学習課題を出したことがあれば、その学習課題は教員や学生にとって満足のいくものであったのか、学生からの意見や質問にはどのようなものがあったのかなどを振り返り、何をどのように改善したらよいのかを考えていく。

(2) ほかの教授内容と学習課題との関係

二つめは、今回学生に課した学習課題は、他の教授内容とどのような点で関係しているのか、その学習課題を達成することが、学生にとってどのような学習の転移*をもたらすと考えられるのか、その学習の転移は効果的なものかといった視点で検討する。そして、それらは学業全般において学生にどれだけ重要な意味をもつものかを振り返る。

つまり、ルーブリック作成における振り返りは、学習課題の意義を確認するためでもあり、ほかの教授内容と学習課題の関係において吟味しながらクリティカルな思考を駆使しながら行わなければならない。

(3) 学習課題完成のための学習者のスキルとコンピテンシー

三つめは、学習課題の完成のために求められる学習者のスキルとコンピテンシーを確認することである。スキルは、その科目で初めて習得するものなのか、それとも他の既習科目ですでにある程度身につけており、その科目ではそれを発展的に伸ばすこ

---

*学習の転移：ある経験や以前に学習したことが、後の学習に影響を及ぼすこと。先の学習が後の学習を促進する場合を正の転移、妨害する場合を負の転移と言うが、一般的には正の転移を指すことが多い。正の転移の一例として、「英語を学習した経験があると、ドイツ語も比較的容易に習得できる」などがある。

とに主眼があるのか、その科目（または単元）は学生のスキルやコンピテンシーを伸ばすものなのか、どのように伸ばそうと考えているのか、そして、その学習課題でそのスキルやコンピテンシーを発揮することが他のスキルやコンピテンシーを発揮することよりも重要である理由を再検討してみる。

　また、その学習課題によって学生に求める具体的行動は何か、それは様々な行動に分割できるのか、さらに細分化できるのか、その分割・細部化された行動の本質を学生にどのように説明すればよいのか確認する。

　一方、どのような手段を用いれば学生がスキルやコンピテンシーを獲得したと判断できるのかも振り返りによって確認する。これらが的確な学習課題につながっていく。

（4）学習課題達成の証拠

　次に、学生が学習課題を達成したと判断できる証拠は、何を根拠として知ることができるのか、学生が学習課題を達成したと判断できる理由を示すものは何か、学生がどのような手段や根拠、理由を示せば学習課題を達成したと判断できるのかを確認していく。このことは、ルーブリック作成における学習課題達成を確認する評価基準を明確にすることにつながる。

（5）学習課題で学生に期待する最高の水準と最低の水準

　五つめのポイントは、その学習課題で学生に期待する最高の水準（模範となる学生の理想像）と最低の水準（合格に相当の努力を必要とするレベル）がどのようなものかを設定する。学生は何を学び、何ができるようになるのか、あるいは何につまずき、何に悩み、何がわからないのか、学生が陥りやすい学びの過ちを明らかにし、教員が支援できることは何かを考えてみる。これも評価基準となる典型的なパフォーマンスの特徴の記述の明確化につながる。

第2 Step：リスト作成

　第2 Stepでは、学習課題をとおして学生に期待する学習目標のリストを作成する（**表1**）。この学習目標のリスト作成は、<u>評価観点を見出すために重要なステップ</u>である。なぜなら、同じ科目でも学生の年次（学生が身につけているスキルやコンピテンシー）によって学習目標の表現が異なるからである。たとえば、初年次であれば学習目標は学習内容の理解と学習スキルに力点が置かれるが、高学年になれば学習目標は学習内容の理解の深化とともに、その応用や問題解決力に力点が置かれる。

　つまり、科目の理論的関心に基づいてリストを作成するだけではなく、教育課程や学習プログラム、自身の教育経験を踏まえて学習目標のリストを作成していく。このことは、学生に対して教育内容と学習目標を明確に伝えるために必須であり、かつル

3 ルーブリックの作成方法

表1　学習目標のリスト化のグループ化と見出しづけの例
　　　　（課題：「看護者の倫理綱領」についてのグループワーク（GW）と発表）

■学習目標のリスト化

- 事前学習課題を適切に行っている
- 事前学習で、「看護者の倫理綱領」は、看護者の行動指針であることをノートに記している
- 事前学習で、「看護者の倫理綱領」の重要なキーワードを理解してノートに記している
- 事前学習で、「看護者の倫理綱領」は、3段階構成であることを理解してノートに記している
- 事前学習で、「看護者の倫理綱領」を批判的思考で吟味している
- 学習課題を理解した「看護者の倫理綱領」の読み込みになっている
- 学習課題を理解した「看護者の倫理綱領」の要点・キーワードをノートに記している
- 学習課題を理解した「看護者の倫理綱領」の構成をノートに記している
- 学習課題を理解した「看護者の倫理綱領」と看護専門職との関係をノートに記している
- 学習課題を理解した「看護者の倫理綱領」の社会への看護職の責任をノートに記している
- GWの発表で、学習内容を資料を提示して聴衆にわかりやすく伝えようとしている
- GWの発表で、学習内容をユーモアとエピソードを交えて聴衆にわかりやすく伝えようとしている
- GWの発表で、学習内容をPPを効果的に使って聴衆にわかりやすく伝えようとしている
- GWの発表で、学習内容はグループメンバー全員が参加して聴衆にわかりやすく伝えようとしている
- GWの発表態度は礼儀正しく、声の大きさ、スピードは適切で聴衆にわかりやすく伝えようとしている
- 以下省略

第1グループ（要素）➡評価観点：事前学習
- 事前学習課題を適切に行っている
- 事前学習で、「看護者の倫理綱領」は、看護者の行動指針であることをノートに記している
- 事前学習で、「看護者の倫理綱領」の重要なキーワードを理解してノートに記している
- 事前学習で、「看護者の倫理綱領」は、3段階構成であることを理解してノートに記している
- 事前学習で、「看護者の倫理綱領」を批判的思考で吟味している

第2グループ（要素）➡評価観点：学習課題の理解
- 学習課題を理解した「看護者の倫理綱領」の読み込みになっている
- 学習課題を理解した「看護者の倫理綱領」の要点・キーワードをノートに記している
- 学習課題を理解した「看護者の倫理綱領」の構成をノートに記している
- 学習課題を理解した「看護者の倫理綱領」と看護専門職との関係をノートに記している
- 学習課題を理解した「看護者の倫理綱領」の社会への看護職の責任をノートに記している

第3グループ（要素）➡評価観点：知識の理解
- （省略）

第4グループ（要素）➡評価観点：学習方法
- （省略）

第5グループ（要素）➡評価観点：関心・意欲
- （省略）

第6グループ（要素）➡評価観点：協同学習
- （省略）

第7グループ（要素）➡評価観点：発表態度
- GWの発表で、学習内容を資料を提示して聴衆にわかりやすく伝えようとしている
- GWの発表で、学習内容をユーモアとエピソードを交えて聴衆にわかりやすく伝えようとしている
- GWの発表で、学習内容をPPを効果的に使って聴衆にわかりやすく伝えようとしている
- GWの発表で、学習内容はグループメンバー全員が参加して聴衆にわかりやすく伝えようとしている
- GWの発表態度は礼儀正しく、声の大きさ、スピードは適切で聴衆にわかりやすく伝えようとしている

　ーブリックが学生に学んでほしいことを実際に評価できる貴重なものになっていく。
　学習目標のリストが作成できたら、学習目標ごとに学生に期待する**最高の水準と最低水準の行動について記述していく**。これらは評価基準を作成する際に役立つ。また、同時に**評価尺度をいくつ設けるかを検討する**。

第3 Step：グループ化と見出しづけ

第3 Stepは、**評価観点を決定するために重要なものになる**。第2 Stepで作成した期待される最高の水準の行動リストを注意深く読み、関係していると思うものをグループ化していく（**表1**）。たとえば、学習内容にかかわるもの、資料作成の構成にかかわるもの、分析に関するもの、グループワークに関するもの、発表に関するもの、というように分類し、期待される行動のまとまりをつくっていく。この作業は、まとめてみたり分解したりと何度かやり直しながら進めていかなければならない。この作業では、リストを前に、あっちに組み込んだり、こっちに組み込んだりする必要があり、根気強さが要求される。その繰り返しによって期待される行動のなかには、1つのグループに収まらず、新しいグループをつくる必要が出てくるものもある。

学習課題において期待されるものをグループ化できたら、グループに共通するものを見つけだし、適切な見出しをつける。**見出しは最終的に「評価観点」になっていく**ので、簡潔明瞭かつ中立的な表現にする。「内容」「構成」「分析」「発表」というように1つの単語として表現するのが望ましいし、それが見出しづけのコツである。

第4 Step：表の作成

第4 Stepでは、**作成した要素をもとに表を作成**する。第1 Stepで検討した学習課題は表の枠の上に明記する。第2 Stepで検討した評価尺度は、表の最上段の行に配置する。第3 Stepで定めた評価観点は、表の左端の列に上から下に向かって配置する。

最後に評価基準（典型的なパフォーマンスの特徴の記述）であるが、リスト化された学習目標のそれぞれについて、評価観点ごとに各評価尺度のパフォーマンス行動を、評価観点の行と評価尺度の列が交わる枠内に記述する。このとき第2 Stepで学習目標ごとに学生に期待する最高の水準と最低水準の行動を記述しておいたものが役立つ。これでルーブリックが完成する（**表2**）。

表2 「ルーブリック」の完成例
学習課題

評価観点 \ 評価尺度	最優秀：達成目標（最高水準）	良好	可	不可（最低水準）
導入	評価基準	評価基準	評価基準	評価基準
構成	評価基準	評価基準	評価基準	評価基準
内容	評価基準	典型的なパフォーマンスの特徴の記述		評価基準
分析	評価基準	評価基準	評価基準	評価基準
協調・協同	評価基準	評価基準	評価基準	評価基準
発表	評価基準	評価基準	評価基準	評価基準

4　ルーブリックのバリエーション

　ルーブリックには、基本となる形式以外にも様々なバリエーションがある。
　看護教育において使用される頻度の多いものに、「チェックリスト式ルーブリック」や、「コメント式ルーブリック」「比重採点式ルーブリック」がある。そのほか、「採点指針ルーブリック」があり、これは、形式はコメント式ルーブリックと同じであるが、学生に学びの指針を付与することを意図している。また、ルーブリックを評価するためのルーブリックである「メタ・ルーブリック」や、「カスタマイズルーブリック」などがある。ここでは上記のうちから、「チェックリスト式ルーブリック」「コメント式ルーブリック」「比重採点式ルーブリック」の3つを紹介する。

▍チェックリスト式ルーブリック

（1）概要
　「チェックリスト式ルーブリック」（**表1**）は、「評価基準（パフォーマンスの特徴の記述）」をチェック項目にすることで、該当箇所にチェックして○印していくだけですむ。チェック項目を作成するのには時間を要するが、作成した後は評価が容易で、評価に要する時間もより少なくてすむという利点があり、即時的フィードバックにつながる。また、学生自身も簡単にチェックでき、自己評価もしやすい。

（2）作成のポイント
　作成ポイントは、「評価観点」別に、学生に獲得させたいパフォーマンスの能力を要素別にチェック項目として網羅的に列挙することである。このことによって、学生が評価観点のどの要素を獲得でき、どの要素が獲得できていないのかを、教員と学生の双方が一目で理解でき、納得できる。
　1つの評価観点にチェック項目は2つ以上は必要で、特に上限には規定はないが、10項目以上になるなら評価観点から再検討が必要かもしれない。**表1**では、最大8チェック項目を紹介している。これらのチェック項目は、各評価尺度に対応したものでなければならない。

表1　チェックリスト式ルーブリック

学習課題：ナイチンゲールの『看護覚え書』の「5章 変化」の項を読み、LTD（learning through discussion；話し合い学習法）を行いなさい。

評価観点 \ 評価尺度	すばらしい（5点） （期待する思考活動が十分みられる）	惜しい、もう少し！（3点） （おおむね期待する思考活動がみられるが、未到達な部分もある）	もっとがんばろう（1点） （期待する思考活動がみられない。努力を要する）
事前学習	☑事前学習を十分に行ってきている ☑他の知識との統合を十分に記述してきている ☐教材への自己の適応について十分に記述してきている ☐著者（ナイチンゲール）の主張を十分に評価してきている ☑用語の定義を十分に理解して学習して記述してきている ☑著者（ナイチンゲール）の全体的な主張を十分に記述してきている ☐話題の選定と討論したいことについて十分に記述してきている ☐リハーサルを十分にしてきている	☑事前学習を行ってきている ☐他の知識との統合を記述してきている ☐教材への自己の適応について記述してきている ☐著者（ナイチンゲール）の主張を評価してきている ☐用語の定義を学習して記述してきている ☐著者（ナイチンゲール）の全体的な主張を記述してきている ☐話題の選定と討論したいことについて記述してきている ☐リハーサルをしてきている	☐事前学習を十分に行っていない。不十分である ☐他の知識との統合を記述しているが不十分である ☐教材への自己の適応について記述してきているが不十分である ☐著者（ナイチンゲール）の主張を評価してきているが不十分である ☐用語の定義を学習して記述してきているが不十分である ☐著者（ナイチンゲール）の全体的な主張を記述してきているが不十分である ☐話題の選定と討論したいことについて記述してきているが不十分である ☐リハーサルをしてきているが不十分である
学習課題の理解	☑学習課題を十分に理解している ☐他の知識との統合を十分に理解して記述してきている ☑教材への自己の適応について十分に理解して記述してきている ☐著者（ナイチンゲール）の主張を十分に理解して評価してきている ☐用語の定義を十分に理解して学習して記述してきている ☑著者（ナイチンゲール）の全体的な主張を十分に理解して記述してきている ☐話題の選定と討論したいことについて十分に理解して記述してきている ☐リハーサルする意味を十分に理解して行ってきている	☐学習課題を理解している ☑他の知識との統合を理解して記述してきている ☐教材への自己の適応について理解して記述してきている ☐著者（ナイチンゲール）の主張を理解して評価してきている ☐用語の定義を理解して学習して記述してきている ☐著者（ナイチンゲール）の全体的な主張を理解して記述してきている ☐話題の選定と討論したいことについて理解して記述してきている ☐リハーサルする意味を理解して行ってきている	☐学習課題を理解しているが不十分である ☐他の知識との統合を理解してきているが不十分である ☐教材への自己の適応について理解して記述してきているが不十分である ☐著者（ナイチンゲール）の主張を理解して評価してきているが不十分である ☐用語の定義を理解して学習して記述してきているが不十分である ☐著者（ナイチンゲール）の全体的な主張を理解して記述してきているが不十分である ☐話題の選定と討論したいことについて理解して記述してきているが不十分である ☐リハーサルしてきているが不十分である
知識の理解	☑他の知識との統合を十分に理解している ☐教材への自己の適応について十分に理解している ☑著者（ナイチンゲール）の主張を十分に理解している ☐用語の定義を十分に理解している ☑著者（ナイチンゲール）の全体的な主張を十分に理解している ☐話題の選定と討論したいことについて十分に理解している	☐他の知識との統合を理解している ☑教材への自己の適応について理解している ☐著者（ナイチンゲール）の主張を理解している ☐用語の定義を理解している ☐著者（ナイチンゲール）の全体的な主張を理解している ☑話題の選定と討論したいことについて理解している	☐他の知識との統合を理解しているが不十分である ☐教材への自己の適応について理解しているが不十分である ☐著者（ナイチンゲール）の主張を理解しているが不十分である ☐用語の定義を理解しているが不十分である ☐著者（ナイチンゲール）の全体的な主張を理解しているが不十分である ☐話題の選定と討論したいことについて理解しているが不十分である
学習方法	☑step 1〜8の事前学習を十分に理解している ☐step 1〜8の事前学習をするために、教材を十分に読むことを十分に理解している ☐step 1〜8の事前学習をするために、参考書など使って調べ学習を十分にすることを十分に理解している	☐step 1〜8の事前学習を理解している ☑step 1〜8の事前学習をするために、教材を読むことを理解している ☐step 1〜8の事前学習をするために、参考書など使って調べ学習することを理解している	☐step 1〜8の事前学習を理解しているが不十分である ☐step 1〜8の事前学習をするために、教材を読むことを理解しているが不十分である ☐step 1〜8の事前学習をするために、参考書など使って調べ学習を理解しているが不十分である
関心・意欲	☑事前学習を十分に関心・意欲をもって行ってきている ☐他の知識との統合を十分に関心・意欲をもって記述してきている ☐教材への自己の適応について十分に関心・意欲をもって記述してきている ☑著者（ナイチンゲール）の主張を十分に関心・意欲をもって評価してきている ☐用語の定義を十分に関心・意欲をもって理解して学習して記述してきている ☑著者（ナイチンゲール）の全体的な主張を十分に関心・意欲をもって記述してきている ☐話題の選定と討論したいことについて十分に関心・意欲をもって記述してきている ☐リハーサルを十分な関心・意欲をもって十分にしてきている	☐事前学習を関心・意欲をもって行ってきている ☑他の知識との統合を関心・意欲をもって記述してきている ☐教材への自己の適応について関心・意欲をもって記述してきている ☐著者（ナイチンゲール）の主張を関心・意欲をもって評価してきている ☐用語の定義を関心・意欲をもって理解して学習して記述してきている ☐著者（ナイチンゲール）の全体的な主張を関心・意欲をもって記述してきている ☐話題の選定と討論したいことについて関心・意欲をもって記述してきている ☐リハーサルを関心・意欲をもって行ってきている	☐事前学習を関心・意欲をもって行ってきているが、不十分である ☐他の知識との統合を関心・意欲をもって記述してきているが不十分である ☐教材への自己の適応について関心・意欲をもって記述してきているが不十分である ☐著者（ナイチンゲール）の主張を関心・意欲をもって評価してきているが不十分である ☐用語の定義を関心・意欲をもって理解して学習してきているが不十分である ☐著者（ナイチンゲール）の全体的な主張を関心・意欲をもって記述してきているが不十分である ☐話題の選定と討論したいことについて記述してきているが不十分である ☐リハーサルを関心・意欲をもって行ったが、不十分である
協同学習	☑メンバーと十分に GW を行った ☐メンバーが行ってきた事前学習を十分に傾聴した ☐自分が行ってきた事前学習をメンバーに伝わるように十分に説明できた ☐自分とメンバーが行ってきた内容を公平に十分に理解し、グループの意見を十分にまとめた	☐メンバーと GW を行った ☐メンバーが行ってきた事前学習を傾聴した ☐自分が行ってきた事前学習をメンバーに伝わるように説明できた ☐自分とメンバーが行ってきた内容を理解し、グループの意見をまとめた	☐メンバーと GW を行ったが不十分だった ☐メンバーが行ってきた事前学習を傾聴したが不十分だった ☐自分が行ってきた事前学習をメンバーに説明したがうまく伝わらなかった ☐自分とメンバーが行ってきた内容を理解し、グループの意見をまとめたが相手まかせだった
発表態度	☑協同学習で話し合ったことを十分に発表できた ☐メンバー全員が発表できるよう十分に工夫した ☐聞いている学生が理解しやすいよう、発表資料を十分に工夫した ☑聞いている学生に伝わるよう、ゆっくり大きな声で説明した	☐協同学習で話し合ったことを発表できた ☑メンバー全員が発表できるようした ☐聞いている学生が理解しやすいよう、発表資料を作った ☐聞いている学生に伝わるよう説明した	☐協同学習で話し合ったことを発表したが、うまく伝わらなかった ☐メンバー全員が発表できるようにしなかった。1人の発表者に任せた ☐聞いている学生が理解しやすい発表資料は作成しなかった ☐聞いている学生に伝わるように説明できなかった

（3）使用時のポイント

　使用時は、該当すると判断したチェック項目に○（チェック）をつけるだけである。いくつのチェック項目に○（チェック）がついたとき、その尺度基準を満たしていると判断するのかを事前に決めておく。たとえば、2/3以上の項目に○（チェック）がつけば合格（その評価に該当）とする、などである。この場合は、どのチェック項目も同じ重要性と価値を有しているという前提になる。一方、特に重要性と価値を有していると考える項目がある場合は、それに○（チェック）がつかなければそのひとつ下のランクの尺度評価と判断する、などのように項目ごとに重みづけをした判定法も考えられる。いずれの場合でも、あらかじめその判断基準を学生に周知しておかなければならない。

コメント式ルーブリック

（1）概要

　「コメント式ルーブリック」（**表2**）は、教員が採点する際にコメントを書き込む方式である。各評価観点について「優」「良」「可」などで評価し、さらにその評価に対して「○○だから△△である。□□についてもっと勉強しよう」などと具体的にコメントすることができる。これは、自由度の高い学習課題を評価する際に適している。自由度の高い学習課題とは、テーマを学生の自由裁量に委ねる課題のことである。

　このルーブリックは、作成に要する時間は短いが、コメントの記入に少々時間がかかる。しかし、学生一人ひとりに柔軟かつ具体的なコメントを書けるのが利点である。何が評価され、何がどのような点で不足しているのかが学生に伝わりやすい。また、教員の熱意が学生に伝わりやすいこともこのルーブリックの利点の一つである。

（2）作成のポイント

　ルーブリックの形式からいえば、作成上の特別な難しさはない。一般的なルーブリックと同じように学習課題を最上段に書き、「評価観点」を決める。「評価基準（パフォーマンスの特徴の記述）」には最高水準のレベルの内容を記し、その隣にコメントを記す欄を設けるだけである。

（3）使用時のポイント

　使用時のポイントは、どのような内容のときにどのようなコメントをするかということを、あらかじめ考えて決めておく必要があることである。コメント式ルーブリックは自由度が高い学習課題で用いられることが多く、ゆえに、教員の想定を超えた成果物が提出される可能性もある。予想外の成果物に対するコメントも念頭においてお

表2 コメント式ルーブリック

学習課題：ナイチンゲールの『看護覚え書』の「5章 変化」の項を読み、LTD（learning through discussion；話し合い学習法）を行いなさい。

領域 （評価観点）	評価基準（パフォーマンスの特徴の記述）	5点	3点	1点	コメント
事前学習	用語の定義を十分に理解して学習し、他の知識との統合を十分に行い、教材の自己の適応について考え、著者（ナイチンゲール）の主張を十分に評価し、話題の選定と討論したいことについて考え、リハーサルを行っている		○		事前学習の意味を理解して行えています。
学習課題の理解	学習課題を十分に理解し、用語の定義を十分に学習して他の知識と統合し、教材への自己の適応について考え、著者（ナイチンゲール）の主張を十分に理解して評価してきている。話題の選定と討論したいことについて十分に考え、リハーサルする意味を十分に理解して行ってきている		○		学習課題の意味を理解しています。さらに理解が深まるようにしましょう。
知識の理解	用語の定義を十分に理解し、他の知識との統合を考え、教材への自己の適応について十分に理解しており、著者（ナイチンゲール）の主張を十分に理解し、話題の選定と討論したいことについて考えてくる意味を十分に理解している		○		用語の定義を理解し、著者（ナイチンゲール）が伝えたかった変化の必要性を理解しています。
学習方法	step 1〜8の事前学習を活かしてGWするために、教材を十分に読む必要性を十分に理解している。参考書など使って調べ学習することを十分に理解している。GWでは自己の意見を述べ、他者の意見を傾聴し、グループとしての見解をまとめ上げ、効果的に発表しようとしている		○		step 1〜8をとおして学習方法が理解できています。
関心・意欲	用語の定義を十分に理解して事前学習し、他の知識との統合と教材への自己の適応および著者（ナイチンゲール）の主張の理解を関心・意欲をもって行っている。話題の選定と討論したいことについて十分に関心・意欲をもっている	○			学習とGWにおいて、関心・意欲をもって取り組んでいました。とてもよかったです。
協同学習	グループメンバーが行ってきた事前学習を十分に傾聴し、自分が行ってきた事前学習をメンバーに伝わるように十分に説明でき、自分とメンバーが行ってきた内容を公平に十分に理解し、グループの意見を的確にまとめ、発表資料を協力して作成し、全員が平等に発表できた		○		協同学習の効果をあげようとして、メンバーが協力する態度がみてとれました。
発表態度	協同学習で話し合ったことを、グループメンバー全員が協力して資料を有効に使って効果的に発表できた。発表するときの態度（声の大きさ、スピードなど）にも配慮し、聞いている学生が理解しやすいように興味を引くように工夫して説明した			○	発表態度は良く、相手に伝わるような配慮が感じられましたが、発表原稿を順番に棒読みしていたので、残念でした。

かなければならない。

　第2のポイントは、学生に課した「学習課題」の成果をクラスで共有することである。たとえば調べ物の課題などでいうと、自由度の高い課題では、課題が同じでも学生によって着目するテーマと調べた範囲と内容は異なる。そこで、学生全員がその学びを共有すれば、多角的な視点を獲得でき、個々の学生の学習深化はさらに深まることが期待できる。

　また、コメント式ルーブリックの用い方として、学生をグループ編成して、グループメンバーにコメントを書いてもらうという活用法もある。学生はコメントを書くた

めに、メンバーのレポートに真剣に向き合う必然性から、さらにその課題の理解が深化することが期待できる。

比重採点式ルーブリック

（1）概要
　ある学習課題を出し、その「評価観点」がたとえば7項目あるとして、その7項目に重みづけをして評価したいことがある。このようなときに使用するのが、「比重採点式ルーブリック」である。「比重採点式ルーブリック」とは、評価観点に相対的な評価比率を設ける方法である。

（2）作成のポイント
　比重採点式の作成ポイントは、評価観点ごとに重要度に応じて配点の比率を変えることである。**表3**を例にみてみる。評価比率が合計100%になるように「事前学習」に10%を付与し、残りの6項目は同点の15%にしている。もし「知識の理解」と「協同学習」が重要と考えれば、そこに30%を付与し、そのぶんをどこかほかの観点で調整してもよい。当然、比率の大きい評価観点が、その教員が重要と考えているものということになる。この評価観点の重要度、意義づけ、価値づけは、同じ学習課題であっても、学習する年次によって異なってくる。重要なことは、教員は学生から、「なぜこの評価観点の点数が高いのか」という質問がきたときに、教育信条に基づく明確な応答ができるようにしておくことである。

　「比重採点式ルーブリック」の比重のつけ方は3種類ある。1つはこれまで説明してきたように、「評価観点」に明確な比重をつけておく方法である。2つめは評価尺度となる基準に、○点から○点というように採点の幅をもたせる方法である。3つめは、1つめと2つめの混合法である。

（3）使用時のポイント
　使用時のポイントは、そのような評価比率にした意図を学生に示すことである。なぜなら、比率の高い「評価観点」は学習の学びの獲得上重要であることを意味するからである。しかし、全体として学習課題を達成するためには、どの「評価観点」もその学習課題の重要な構成要素になるため、最高水準の評価が得られるように努力する必要があることは補足説明しなければならない。

表3 比重採点式ルーブリック

学習課題：ナイチンゲールの『看護覚え書』の「5章 変化」の項を読み、LTD（learning through discussion；話し合い学習法）を行いなさい。

評価観点 \ 評価尺度	すばらしい（期待する思考活動が十分みられる）	惜しい、もう少し！（おおむね期待する思考活動がみられるが、未到達な部分もある）	もっとがんばろう（期待する思考活動がみられない。努力を要する）	評価比率（合計100%）
事前学習	10～8点 stepの一つひとつを十分に検討しており、十分な内容で不可欠なく書かれている	7～4点 stepの一つひとつを検討した内容が書かれている	3～0点 stepの一つひとつを検討しているが、十分な内容として書かれていない	10%
学習課題の理解	15～12点 予習（事前学習）のstep 1～8について十分によく理解している	11～6点 予習（事前学習）のstep 1～8について理解している	5～0点 予習（事前学習）の必要性を理解して予習に取り組むとよい	15%
知識の理解	15～12点	11～6点	5～0点	15%
学習方法	15～12点	11～6点	5～0点	15%
関心・意欲	15～12点	11～6点	5～0点	15%
協同学習	15～12点	11～6点	5～0点	15%
発表態度	15～12点	11～6点	5～0点	15%

第3章

ルーブリックの様々な作成方法

1 既存の評価表を基にしたルーブリック

概要

(1) 既存の評価表を基にしたルーブリックとは

　これまで使用してきた既存の評価表を利用してルーブリックに変換していくのがこの手法である。ルーブリックはパフォーマンスの評価に適しているため、ここでは演習で行う看護技術試験の評価を例にして考える。これまで使用してきた看護技術試験の評価表は、手順に基づくチェックリストとして「○○ができた（できない）」で評価するものが多いと推測される。これをルーブリックに作り替えていくこととする。

(2) 目的と活用場面

　既存の評価表を基に作成するルーブリックの目的は、これまでの評価表（たとえば、手順に基づくチェックリスト）では確認できなかった観点を評価することである。既存の評価表を見直すことで、評価の妥当性を再考する機会にもなる。
　活用場面は、看護技術試験の評価が代表例であるが、講義、演習、実習という授業形態のどれにも、思考・判断・表現などパフォーマンスが含有されていることから、活用場面は看護教育における評価のすべてといえる。

(3) 利点

　利点は、既存の評価表を基にして評価観点となる項目や評価基準となるパフォーマンスの特徴の記述などが比較的容易に思考できることから、一からルーブリックを作成するよりも簡単に作成できる点にある。必ずしもルーブリック作成手順の第1Stepから第4Stepまでを順番どおりに進めていく必要はない。ただし、その思考過程を踏まえている必要はある。

作成方法

(1) 作成の流れとポイント

　作成の流れは、たとえば看護技術試験の手順に基づくチェックリストであれば、第

1に手順書を看護技術を構成する原理や原則に置き換える作業から始まる。第2に原理や原則に置き換えたものを評価観点になるように表現する。次に評価尺度を決め、評価基準となるパフォーマンスの特徴を記述していく。

　作成のポイントは、手順をチェックするという発想を取り除くことである。そのためには、学生に求めているものは何か、学生に期待していることは何かを再考する必要がある。そして、評価観点を簡潔に表現すること、評価観点は基本形である7観点とすることが望ましいこともポイントとなる。評価基準となるパフォーマンスの特徴の記述は、チェックリストの手順を参考にしてもよい。

（2）作成の実際

　ここからは成人看護学の「慢性期看護学実習」を例に、既存の評価表を基にしたルーブリックの作成のポイントを解説する。**表1**がこれまで使用していた評価表である。

①第1 Step：振り返り

　振り返りでは、「慢性期看護学実習」で学生に求めているものは何か、学生に期待していることは何かを中心にみていく。振り返りのポイントは基本形のルーブリックの作成の場合と同様の5つである（第2章3参照）。その5つを振り返りながら実習の目的や目標を再確認していく。振り返りによって新たな評価観点となる要素が見出せることもある。

　事例では、本科目の前段階で学ぶ「基礎看護学実習Ⅱ」と、本科目と関係の深い「急性期看護学実習」の実習目的・目標の確認を行った。前段階で学ぶ「基礎看護学実習Ⅱ」の実習目的・目標の達成度が学生の前提条件となり、学習者のスキルやレディネスになっていくこと、これから学ぶ「慢性期看護学実習」の学習の転移に何を期待しているのか、同じ専門領域として学習する「急性期看護学実習」との違い、すなわち「慢性期看護学実習」の到達度となる特徴を検討しながら振り返ることになる。

　評価表には学習課題がなかったため、改めて明示することにした。

②第2 Step：リスト作成

　既存の評価表を利用するため、既存評価表の評価項目を書き出すことから始める。

　事例の評価表では評価項目があり、すでにリストができているといえる状況である。しかし、そのまま利用するのではなく、改めて追加すべき項目がないかを考え、考えられるすべての項目をあげていく。本事例では40項目となった。

③第3 Step：グループ化と見出しづけ

　既存の評価表を利用する場合でも、第2 Stepで行ったリスト化から同類項を集め

表1 これまで使用していた評価表

分類	中分類	No.	評価項目	自己評価	教員評価
看護過程の展開	アセスメント	1	患者とコミュニケーションが図れる	5 4 3 2 1	5 4 3 2 1
		2	患者の主観的情報が収集できる	5 4 3 2 1	5 4 3 2 1
		3	患者の客観的情報が収集できる	5 4 3 2 1	5 4 3 2 1
		4	患者の健康障害の状態を述べることができる	5 4 3 2 1	5 4 3 2 1
		5	患者の治療、処置、検査の目的を述べることができる	5 4 3 2 1	5 4 3 2 1
		6	ゴードンの機能的健康パターンをアセスメントガイドとして情報を整理できる	5 4 3 2 1	5 4 3 2 1
		7	整理した情報を解釈、統合、分析できる	5 4 3 2 1	5 4 3 2 1
		8	情報を関連図に表現して示すことができる	5 4 3 2 1	5 4 3 2 1
	看護診断と目標	9	看護診断できる(患者の問題点をあげることができる)	5 4 3 2 1	5 4 3 2 1
		10	患者の状態に応じた目標が設定できる	5 4 3 2 1	5 4 3 2 1
	計画立案	11	患者の個別性を考慮した援助計画(観察計画、療養・処置計画、指導計画)が立案できる	5 4 3 2 1	5 4 3 2 1
		12	立案した援助計画は、具体的で実行可能である	5 4 3 2 1	5 4 3 2 1
		13	アセスメントに基づき計画を修正できる	5 4 3 2 1	5 4 3 2 1
	実施	14	患者に援助の目的や必要性を説明し同意を得ることができる	5 4 3 2 1	5 4 3 2 1
		15	立案した援助計画に基づき的確な看護技術を実施できる	5 4 3 2 1	5 4 3 2 1
		16	患者の安全と安楽を考慮した援助が実施できる	5 4 3 2 1	5 4 3 2 1
		17	患者の反応を確認しながら実施でき、必要に応じて修正できる	5 4 3 2 1	5 4 3 2 1
		18	援助技術で使用する物品の準備、後かたづけが的確にできる	5 4 3 2 1	5 4 3 2 1
	評価	19	患者の目標に到達したか、期待する結果に到達したかを評価できる	5 4 3 2 1	5 4 3 2 1
		20	実施した看護援助が妥当であったか評価できる	5 4 3 2 1	5 4 3 2 1
		21	アセスメントが妥当であったか評価できる	5 4 3 2 1	5 4 3 2 1
		22	看護診断と目標が妥当であったか評価できる	5 4 3 2 1	5 4 3 2 1
		23	計画立案が妥当であったか評価できる	5 4 3 2 1	5 4 3 2 1
慢性期看護		24	患者が疾病のコントロールをしながら生活していくための課題を述べられる	5 4 3 2 1	5 4 3 2 1
		25	患者の機能障害に応じた日常生活行動の援助ができる	5 4 3 2 1	5 4 3 2 1
		26	患者の疾病および生活の自己管理ができる生活指導ができる	5 4 3 2 1	5 4 3 2 1
		27	患者の疾病管理に向けてキーパーソンとなる人の協力を得ることができる	5 4 3 2 1	5 4 3 2 1
		28	患者が持続的に機能回復に取り組むよう援助できる	5 4 3 2 1	5 4 3 2 1
		29	患者の疾患を自己管理していくうえで必要な社会資源を述べることができる	5 4 3 2 1	5 4 3 2 1
実習態度		30	実習記録物を適切な表現で記録できる	5 4 3 2 1	5 4 3 2 1
		31	自己の健康管理に留意できる	5 4 3 2 1	5 4 3 2 1
		32	理由があって休むときは、事前に連絡・相談できる	5 4 3 2 1	5 4 3 2 1
		33	実習時間や記録物提出期限を守ることができる	5 4 3 2 1	5 4 3 2 1
		34	関係者を尊重した態度・言動がとれる(あいさつ、言葉遣い、身だしなみ、守秘義務)	5 4 3 2 1	5 4 3 2 1
		35	患者の状態や看護実践の報告ができる	5 4 3 2 1	5 4 3 2 1
		36	責任ある行動がとれる(居場所の報告・連絡・相談)	5 4 3 2 1	5 4 3 2 1
		37	カンファレンスで自分の意見を述べ、他者の意見を聞くことができる	5 4 3 2 1	5 4 3 2 1
		38	中間発表会(カンファレンス)で対象理解と看護診断を説明でき、助言を受け修正できる	5 4 3 2 1	5 4 3 2 1
		39	実習終了カンファレンスで看護過程の展開と慢性期看護の学び、課題を説明でき、助言を受け入れられる	5 4 3 2 1	5 4 3 2 1
		40	インシデント発生(ヒヤリハット含む)時に、適切な報告・相談ができる	5 4 3 2 1	5 4 3 2 1
			合計点数	/200点満点	/200点満点

ていくつかのグループに分け、見出しづけを行う。

事例では「看護過程の展開」「慢性期看護」「実習態度」とグループ化されているため、そのまま転用してもかまわない。また、「看護過程の展開」では、「アセスメント」「看護診断と目標」「計画立案」「実施」「評価」と小項目が記載されているので転用することもできる。

しかし、評価項目が40項目では多いうえ、「看護過程の展開」が23項目、「慢性期看護」が6項目、「実習態度」が11項目と、各グループの項目数に偏りもある。このバランスは教育方針などにもよるためこれが一概に不適切とはいえないが、もし「看護過程の展開」と同様に「慢性期看護」の学びも重視したいのであれば、バランスを再考する必要がある。再考した結果、評価観点を7項目とした。評価尺度は、既存評価表で5尺度としていたこともあり、表現はやや変えたがそれを踏襲した。

④第4 Step：表の作成

第4 Stepでは、評価基準となるパフォーマンスの特徴の記述の表現について検討する。最終段階となるマトリックスの作成である。留意することは、学生や教員がわかりやすく、誤解を招かない表現になっているかどうかである。まず最高水準の評価レベルを考え、次に最低水準の評価レベルを考える。その後、その間に構成される評価水準の表現を検討していく。

こうして完成したルーブリックが次頁の**表2**である。本事例は、ルーブリックを初めて使用することから、まずは教員と学生がルーブリックに慣れ親しむことを優先し、できるだけ既存の評価表の表現を活かすように心がけて作成した。そのため、マトリックスに入る評価基準となるパフォーマンスの特徴の記述は細分化して表現している。本来のルーブリックであれば、この表現をまとめる必要がある。評価観点と評価尺度、評価基準となるパフォーマンスの特徴の記述は、今後の検討課題となっている。

表2 「慢性期看護学実習」のルーブリック

学習課題:慢性期看護学実習で受け持った事例に対する看護過程の5段階をとおした実習目標の達成度をクリティカルに自省しなさい。

大項目	中項目	とても素晴らしい！(5点)	素晴らしい！(4点)	ちょっと惜しい！(3点)	惜しい！(2点)	残念！(1点)
看護過程の展開（12項目60%）	アセスメント	患者の主観的情報と客観的情報が的確に収集できる	患者の主観的および客観的情報の収集が的確に行えるともっと良くなる	患者の主観的および客観的情報の収集が行える	患者の主観的および客観的情報の収集がやや不十分	患者の主観的および客観的情報の収集が不十分
		患者の治療、処置、検査の目的を的確に述べることができる	患者の治療、処置、検査の目的を的確に述べられると理解がもっと深まる	患者の治療、処置、検査の目的を述べられる	患者の治療、処置、検査の目的の述べ方がやや不十分	患者の治療、処置、検査の目的の述べ方が不十分
		ゴードンの機能的健康パターンをアセスメントガイドとして情報を的確に整理、解釈、統合できる	アセスメントガイドにゴードンの機能的健康パターンを使用した情報の整理、解釈、統合が的確にできるともっと良くなる	アセスメントガイドにゴードンの機能的健康パターンを使用した情報の整理、解釈、統合ができる	アセスメントガイドにゴードンの機能的健康パターンを使用した情報の整理、解釈、統合がやや不十分	アセスメントガイドにゴードンの機能的健康パターンを使用した情報の整理、解釈、統合が不十分
		情報を関連図に生活行動も含めて的確に表現でき、指導を受け確実に修正できる	生活行動を含めた情報をより的確に関連図に表現し、指導を受けたことを確実に生かして修正できるともっと良くなる	生活行動を含めた情報を関連図に表現し、指導を受けて修正できる	生活行動を含めた情報を関連図に表現し、指導を受けて修正することがやや不十分	生活行動を含めた情報を関連図に表現し、指導を受けて修正することが不十分
	看護診断と目標	的確な看護診断ができる（患者の問題点を適切にあげることができる）	看護診断が的確に表現できるともっと良くなる（患者の問題点を適切にあげることができれば良くなる）	看護診断ができる（患者の問題点をあげることができる）	看護診断がやや不十分（患者の問題点をあげることがやや不十分）	看護診断が不十分（患者の問題点をあげることが不十分）
		患者の状態に応じた目標が日時を含めて的確に設定できる	患者の状態に応じた目標が日時を含めての的確に設定できればもっと良くなる	患者の状態に応じた目標が設定できる	患者の状態に応じた目標設定がやや不十分	患者の状態に応じた目標設定が不十分
	計画立案	患者の個別性を考慮した援助計画（観察計画、療養・処置計画、指導計画）が的確に立案できる	患者の援助計画（観察計画、療養・処置計画、指導計画）が個別性も含めて的確に立案できるともっと良くなる	患者の援助計画（観察計画、療養・処置計画、指導計画）が立案できる	患者の援助計画（観察計画、療養・処置計画、指導計画）の立案がやや不十分	患者の援助計画（観察計画、療養・処置計画、指導計画）の立案が不十分
		的確なアセスメントに基づき計画を根拠を示しながら再修正できる	的確なアセスメントにやや欠けましたが、計画は根拠を示しながら再修正できるともっと良くなる	アセスメントに基づき計画を再修正できる	アセスメントに基づいた計画再修正がやや不十分	アセスメントに基づいた計画再修正が不十分
	実施	立案した援助計画に基づき安全と安楽を考慮した援助技術が患者の状態に応じて実施できる	立案した援助計画に基づいた援助が患者の状態に応じて実施できました。安全と安楽に配慮するともっと良くなる	立案した援助計画に基づいた援助が実施できる	立案した援助計画に基づいた援助の実施がやや不十分	立案した援助計画に基づいた援助の実施が不十分
		患者の反応を常に確認し、声掛けしながら実施でき、必要に応じて修正できる	患者の反応を確認しながら実施でき、必要に応じて修正できました。声掛けを常に行うようにして観察するともっと良くなる	患者の反応を確認しながら実施できる	患者の反応を確認しながら実施することがやや不十分	患者の反応を確認しながら実施することが不十分
	評価	患者の目標に到達したか、期待する結果に到達したかを患者の状態と照らして評価できる	患者の目標に到達したか、期待する結果に到達したかを評価するが、患者の状態と的確に照らし合わせると、もっと良くなる	患者の目標に到達したか、期待する結果に到達したかを評価している	患者の目標に到達したか、期待する結果に到達したかの評価がやや不十分	患者の目標に到達したか、期待する結果に到達したかの評価が不十分
		アセスメント、看護診断、計画立案のPDCAサイクル評価が適切かつ妥当であり、十分な科学的かつ客観性ある根拠をもってクリティカルに評価できる	アセスメント、看護診断、計画立案のPDCAサイクルとして評価できるが、科学的根拠に適切でないところがあり、妥当性をもってクリティカルに評価できるようになれば、もっと良い評価になる	アセスメント、看護診断、計画立案のPDCAサイクル評価について、あいまいさがあり、科学的根拠と妥当性とクリティカルな自省にやや欠ける	アセスメント、看護診断、計画立案のPDCAサイクル評価について科学的根拠と妥当性とクリティカルな自省に欠ける	アセスメント、看護診断、計画立案のPDCAサイクル評価について科学的根拠と妥当性とクリティカルな自省に欠け、まったく不十分
慢性期看護の特徴（4項目20%）		患者の疾病を安定させるための生活自己管理の指導が患者の意向を踏まえて十分にわかりやすく的確にできる	患者の疾病を安定させるための生活自己管理の指導がわかりやすく的確にできている。患者の意向を尊重するともっと良くなる	患者の疾病を安定させるための生活自己管理の指導ができる	患者の疾病を安定させるための生活自己管理の指導がやや不十分	患者の疾病を安定させるための生活自己管理の指導が不十分
		患者の機能障害に応じた日常生活管理の重要性が患者の生活環境を含めて的確に述べることができる	患者の機能障害に応じた日常生活管理の重要性が患者の生活環境を含めて述べることができている。その適切性が述べられるともっと良くなる	患者の機能障害に応じた日常生活管理の重要性を述べることができる	患者の機能障害に応じた日常生活管理の重要性を述べることがやや不十分	患者の機能障害に応じた日常生活管理の重要性を述べることが不十分
		患者の生活管理に向けたキーパーソンがだれかを患者と話し合って決め、キーパーソンの協力を気持ちよく得ることができる	患者の生活管理に向けたキーパーソンの協力を気持ちよく得ることができる	患者の生活管理に向けたキーパーソンの協力を得ることができる	患者の生活管理に向けたキーパーソンの協力を得るようにしたが、キーパーソンからの協力が全面的に得られるか不明である	患者の生活管理に向けたキーパーソンの協力を得るようにしたが、キーパーソンからの協力が得られるか不明である
		患者の疾患を自己管理していくうえで必要な社会資源を選択して的確に述べることができる	患者の疾患を自己管理していくうえで必要な社会資源を述べることができている。患者にとって適切な社会資源を選択できるようになると良い	患者の疾患を自己管理していくうえで必要な社会資源を述べられる	患者の疾患を自己管理していくうえで必要な社会資源を述べることがやや不十分	患者の疾患を自己管理していくうえで必要な社会資源を述べることが不十分
実習態度（4項目20%）	態度	実習記録物を適切かつ的確な表現で確実に記録でき、時間を守って提出できる	実習記録物を適切な表現で確実に記録し、時間内に提出できる。的確な表現に心掛けるともっと良い記録になる	実習記録物に記録し、時間内に提出できるが、遅れることもある	実習記録物の記録内容がやや不十分、提出時間がやや不十分	実習記録物の記録内容が不十分、提出期限に遅れることが度々あった
		自己の健康管理に留意し、休むときは事前に的確なタイミングで連絡・報告・相談できる	自己の健康管理に留意し、休むときは事前に連絡・報告・相談できる。タイミングも考えて行動できるともっと良くなる	自己の健康管理に留意し、休むときは事前に連絡・報告・相談できる	自己の健康管理に留意し、休むときは事前に連絡・報告・相談することがやや不十分	自己の健康管理に留意し、休むときは事前に連絡・報告・相談することが不十分
		関係者を十分に尊重した適切な態度・言動がとれ好感がもてる（あいさつ、言葉遣い、身だしなみ、守秘義務、報告・連絡・相談）	関係者を尊重した態度・言動がとれる（あいさつ、言葉遣い、身だしなみ、守秘義務、報告・連絡・相談）。適切な態度がとれるともっと好感がもたれる	関係者を尊重した態度・言動がとれる（あいさつ、言葉遣い、身だしなみ、守秘義務、報告・連絡・相談）	関係者を尊重した態度・言動をとることがやや不十分（あいさつ、言葉遣い、身だしなみ、守秘義務、報告・連絡・相談）	関係者を尊重した態度・言動をとることが不十分（あいさつ、言葉遣い、身だしなみ、守秘義務、報告・連絡・相談）
		カンファレンスで自分の意見を十分に述べ、他者の意見を意味を考えながら傾聴することができ、カンファレンスの内容が深まる	カンファレンスで自分の意見を述べ、他者の意見を傾聴できているので、カンファレンス内容が深まれば良い。発言の意味や意図をくみ取るともっと良くなる	カンファレンスで自分の意見を述べ、他者の意見を聞くことができている	カンファレンスで自分の意見を述べ、他者の意見を聞くことがやや不十分	カンファレンスで自分の意見を述べ、他者の意見を聞くことが不十分
小計						
合計						

2 学生とともに作成する
　　ルーブリック

概要

(1) 学生とともに作成するルーブリックとは

　学生が主体になって教員とともに作成するルーブリックである。学習の評価は教員が学生を一方的に評定するだけのものではなく、学生の学びを促進するツールである。ルーブリックは学生への即時的フィードバックを可能にする有益な機能を果たす。

(2) 目的と活用場面

　学生とともにルーブリックを作成する目的は、学生の学びの促進にある。ルーブリック作成が学びを促進する理由は2つある。

　一つは、学生自身が看護教育における今の自分の学びの位置づけを考えることができることである。評価表をつくるためには、教育内容に関連することを幅広く理解しておかなければならない。そのため、教育内容や方法、関連要因まで熟知している教員が作っていたのである。しかし発想を転換すれば、ルーブリックを作る過程において、学生は今の自分に求められていることを考える機会を得ることになる。

　もう一つは、評価基準を自ら考えることで、学生自身がその学習課題での学びの重要性を考えることができることである。学びの指針（ルーブリック）を学生自ら生み出すことで、学びが促進されるのである。

　活用場面は、看護教育のすべての局面といってよい。ただし、学生だけでルーブリックを作ることは難しいため、教員の支援は不可欠になる。

(3) 利点

①学生の効果的な学習につながる

　学生が自分たちでルーブリックを作成することでその学習課題でどのようなスキルや行動を身につければよいのかをより深く理解できるため、効果的な学習につながる。

②学生と密なコミュニケーションを図ることができる

　学生と教員が協同してルーブリックを作成するため、学生と教員との密なコミュニ

ケーションが生じる。それが教育活動によい影響をもたらす。両者のコミュニケーションによって、教員と学生の距離が縮まり、信頼関係を築けるであろう。

（4）種類

　学生とともに作成するルーブリックには、学生がルーブリックの作成にどの程度関与するかによって3つの種類に分けられる。関与の度合いが大きくなるにしたがって、学生が授業へ主体的にかかわる度合いも大きくなる。そのため、学習が深まり、授業に対する満足度も高まる効果が期待できる。

①フィードバック修正モデル

　フィードバック修正モデルとは、あらかじめ教員が作成したルーブリックを学生に提示し、意見を取り入れながら評価尺度や評価観点、評価基準となるパフォーマンスの特徴の記述の表現を調整していく方法である。もちろん、学習課題にも学生の意見を反映させていく。ただし、学生の提案を採用するか否かの決定権は教員がもつ。

②部分参加モデル

　部分参加モデルとは、学生がルーブリック作成の一部に参加する方法である。ルーブリック作成の第1Stepは教員が行い、第2Step以降から学生が参加してルーブリックを完成させる場合が多い。評価観点と評価尺度の一方または両方、あるいは評価基準の表現方法に学生が参与する。第1Stepは、カリキュラム全体像や他の科目との関係をみてその科目の位置づけや意義を吟味して振り返ることであり、教育全体を俯瞰する力量がなければ行うのは難しい。そこでこのStepは教員が行うのである。

③ルーブリック完成モデル

　学生がルーブリック作成の4Stepのすべてに参加し、学習課題も含めてルーブリックの構成要素のすべてとなる評価観点、評価尺度、評価基準となるパフォーマンスの特徴の記述の表現方法を考案してルーブリックを完成させる方法である。

作成方法

（1）作成の流れとポイント

　作成の流れは、種類によって異なってくるが、ここでは種類別の流れとポイントは省略する。共通するのは、①学生の考えを尊重すること、②学生同士で議論させること、③教員はコーチに徹し、議論に行き詰ったときに助言者になること、④学生が導き出した結論に責任をもたせること、⑤教員は承認メッセージをストロークすること

である。もう一つ前提として行っておくことは、学生が"教員がすべき評価表の作成をなぜ自分たちが行うのか"という疑問や不満を学生が感じないように、あらかじめルーブリックの目的や意義、利点を説明し理解を得ておくことである。

(2) 作成の実際

ここでは2年次に学習する科目「健康の概念」を用いてルーブリック完成モデルの作成手順を解説する。本ルーブリックの作成には授業1コマ分（90分）を充てた。

①学生への説明

まず、教員は学生たちに学習課題を提示するとともにルーブリックの意義と仕組みの説明を行う。そして、学生を4～5人のグループに分ける。

事例では、授業でフィールドワークを実施するため、学習課題を「健康の概念に関連するフィールドワークの学習成果を発表しなさい」とした。学習課題の検討には時間を要するため、今回は教員が学習課題を提示する方法を採用した。フィールドワークのテーマは学生が自由に定めることができる。「健康に関する講演を聴講する」「保健師が行う健康教室に参加する」などである。

②第1 Stepの実施

第1 Stepは振り返りで、目的と成果の両方の思考過程を踏むという意義をもつ。そこでまず、「健康の概念」という科目においてフィールドワークを行う目的は何かから議論を始めた。そして、フィールドワークを行った成果として、どのような学びが獲得できるのかを議論していく。

今回の振り返りは、①目的と成果、②学習課題達成の証拠、③学習課題で期待する最高水準と最低水準の3点に絞って行った。

③第2 Stepの実施

第2 Stepは、学習課題をとおして学生に期待する最も重要な学習目標のリストの作成から始める。次に行うことは、学習目標ごとに学生に期待する最高水準の行動と、最低水準を記述していくことである。これが、評価基準となるパフォーマンスの特徴の記述になっていく。

次は、評価尺度をいくつ設定するかの検討である。ルーブリック初心者は3尺度が推奨されているが、学生たちの議論により、4尺度となった。

④第3 Stepの実施

第3 Stepはグループ化と見出しづけである。

表1　学生とともに作成したルーブリック

学習課題：健康の概念に関連するフィールドワークの学習成果を発表しなさい。

評価観点 ＼ 評価尺度	十分に満点！ 4点	満点に近い！ 3点	改善すると良くなる。少し残念！ 2点	ちょっと手抜きかな？もっとがんばろうよ！ 1点
フィールドワーク	何を目的として、どこで何を学ぶかが十分に明瞭に伝わる	何を目的として、どこで何を学ぶかが明瞭に伝わる	何を目的として、どこで何を学ぶかが伝わる	何を目的として、どこで何を学ぶかが伝わらない
全体構成	最初にグループの主題が明確に伝えられ、発表全体が主題と目的、目標に対応するものであることが十分に明確に伝わる	グループの主題が明確に伝えられ、発表全体が主題と目的、目標に対応するものであることが十分に伝わる	グループの主題が伝えられ、発表全体が主題と目的、目標に関するものであることが伝わる	グループの主題がわからず、発表全体が主題と目的、目標に関するものではない
学習意欲・興味・関心	フィールドワークに対する学習意欲が十分にあり、興味と関心が十二分に伝わる	フィールドワークに対する学習意欲が十分にあり、興味と関心が十分に伝わる	フィールドワークに対する学習意欲があり、興味と関心が伝わる	フィールドワークに対する学習意欲は伝わらず、興味と関心がないのかと思う
プレゼンテーション	発表内容が十分に論理的であり、各メンバーが平等に発表し、メンバーが必要に応じて助け合っている。発表の声も大きく明瞭で、話すスピードも十分に心地よく、伝えたいことが熱意をもって伝わる	発表内容が論理的であり、各メンバーが平等に発表している。発表の声も大きく明瞭で、話すスピードも心地よく、伝えたいことが熱意をもって伝わる	発表内容が論理的であり、各メンバーが平等に発表している。発表の声も大きく、話すスピードもよく、伝えたいことが伝わる	発表内容は論理的でなく、メンバーは平等に発表していない。発表の声は小さく自信なさげで、話すスピードもまばらで、伝えたいことが伝わらない

　本事例の作成過程では、第3 Stepの評価観点が決まったところで、各グループに全学生の前で評価観点を発表し、その評価観点にした理由を説明させた。その後、その発表をもとに評価観点を決定させたが、学生全員の意見が一致していたわけではないため議論を継続させた。議論で決まらないときは、学生の了解を得て最終的に多数決で決定することもある。

　今回学生が決めた「評価観点」は4項目で、4×4のルーブリックとなった。

⑤第4 Step

　第4 Stepは、作成した各要素から表を完成させていく作業になる。

　このルーブリックは、時間を有効利用して各グループで話し合い、評価基準となる尺度や評価観点を決め、それらを学生全員で納得がいくまで討議してきたものである。

　本事例では、このような経過を経て、クラスの合議のうえでルーブリックが完成した（**表1**）。作成過程において、自分の意見が採用され嬉しくなったり、採用されず悔しい思いをしたり、自分の意見が採用されるためには他の学生が納得いく理由や根拠が必要なことを学びながら、学生が力を合わせて作り上げたものである。

　学生とともに作成するルーブリックでは、作成過程でも大きな学びを得られるが、本質的な学びは、この後に続く活用にある。学生が学習内容を掘り下げ自分の考えで作り上げた評価表としてのルーブリックであるから、学生がそれを活かして学習するモチベーションは高くなり、よい学びの獲得が期待できる。

3 複数の教員で作成する
ルーブリック

概要

（1）複数の教員で作成するルーブリックとは

　看護教育では、ある科目を1人の教員だけで担当するとはかぎらず、複数の教員が受け持つ場合もある。そのようなとき、あらかじめ評価の考え方をすり合わせておいても、実際にはそれぞれが個々の価値基準にしたがって評価してしまい、教員により評価の判断基準が異なってしまうことは多々ある。

　そこで有用なのが、複数の教員で作成するルーブリックである。科目を担当する教員が合議により作成したルーブリックを用いれば、同じ基準で評価することができる。

（2）目的と活用場面

　前述のように看護教育では複数の教員が協同して科目を担当する場合がある。このとき、評価において教員によるばらつきを回避しなければならない。

　複数の教員で作成するルーブリックの目的は、複数の教員が評価する際の評価基準を明確にして共有することにある。複数の教員の評価に対する価値観、思考、基準を一律にしておくのである。

　複数の教員で科目を担当するときのほか、ユニフィケーション（unification）を導入した場合でも、看護の臨床実践と教育現場との連携においても活用可能である。

（3）利点

①教員間で一貫性のある評価

　たとえば従来のような「○○ができる」というような評価方法では、教員間で一貫した基準で判断をするのは難しい。しかし、複数の教員の合議で作成したルーブリックを用いた評価では、評価における一貫性や公平性、平等性を保証できる。

②教員間のコミュニケーションの活性化

　教員が協力し合ってルーブリックを作成すれば、各教員の教育哲学や教育観などを話し合ったり知る機会にもなり、教員間のコミュニケーションが活性化する。コミュ

ニケーションの重要性はどの教員も熟知しているが、評価に的を絞って話し合う機会は意外に少ない。教員間のコミュニケーションは、思わぬ教員像を発見する機会にもなる。そのときに留意したいのは、基本的なことであるが、だれの発言も平等に傾聴することである。そして発言するときは、責任をもって理由を添えて説明しなければならない。教員同士でもこの基本的なコミュニケーションにおけるマナーは順守したい。

作成方法

(1) 作成の流れとポイント

　複数の教員でルーブリックを作成する場合も、ルーブリックの作成の4つのStepに従って進めていくが、まずその前提として、ルーブリックを使用する目的と意義、価値を共有し、「なぜルーブリックにするのか」という点を全員が理解しておく必要がある。そうすれば第1Stepは、案外容易に合意形成が得られるかもしれない。

　複数で作成する場合に意見が割れるのが、第4Stepの評価観点ごとの点数配分比率である。重要な評価観点に大きく配点するのか、どの評価観点も均等にするのか意見が分かれることが多い。しかしながら評価観点はシラバスの到達目標にも応じており、端的にいえば、その科目で学生にどのような学びを期待するのかということでもあるから、慎重な検討により合意形成しておく。

　複数の教員でルーブリックを作成するポイントは、互いが責任をもって意見を述べて話し合うことである。すべての教員の意見が出たうえでの合意でなければ、それは形式的なものでしかない。そうなると、実際に評価するときに、ルーブリックの利点が失われ、その教員の価値観に基づいた評価になってしまうおそれがある。

(2) 作成の実際

　ここでは、成人看護学の「慢性期看護学実習」を例に、作成の実際を解説する。

①ルーブリックを使用する意義の説明

　複数の教員でルーブリックを作成する際にまず行うべきことは、他の教員にルーブリックを使用する意義を説明することである。なかには"なぜ既存の評価表から変更する必要があるのか"と疑問を呈することもあるため、ルーブリックを皆で共有し活用するためにも、このような疑問を事前に解決しておく必要がある。

②第1Step：振り返り

　第1Stepは振り返りであるが、このStepは教員の教育観や評価観の違いがあらわれるため、複数の教員で行う場合には意見がぶつかり激しい議論になることもある。

事例においては、「慢性期看護学実習」で学生に求めているのは何か、学生に期待していることは何かを中心に議論することになる。ある教員は慢性疾患の病態生理とそれを踏まえたアセスメント力を重視するが、別の教員は患者の日常生活行動の変容を促し、生活を調整・再構築できる視点を重視するかもしれない。教員が重視するものに差があるなかで共通項を見いだしていかなければならない。

③第2 Step：リスト作成

第2 Stepはリストの作成で、事例では、「慢性期看護学実習」における学習項目ごとの目標行動のリストを作成することになる。臨地実習で学生に身に付けてほしいスキルや行動を思いつくだけあげてもらう。事例では、看護上の問題を看護診断として的確に表現できる、看護目標（患者目標）が適切に設定できる、慢性期疾患を踏まえた看護計画が適切に立案できる、など多数の目標行動があがった。

④第3 Step：グループ化と見出しづけ

第3 Stepは、グループ化と見出しづけである。事例では討議の結果、「看護過程の展開」「慢性期看護の特徴」「患者やスタッフとの人間関係の構築」「カンファレンス」「実習記録」「看護学生としての態度」の6グループにまとまった。しかし、「看護過程の展開」は一つの評価観点とするには大きすぎるので、「看護過程の展開：アセスメントと計画立案」「看護過程の展開：実践と評価」と2分割し、最終的に7つの評価観点が決まった。

⑤第4 Step：表の作成

第4 Stepでは、まずどのようなタイプのルーブリックにするかを決めることになる。本事例では、実習期間中にも学生に迅速なフィードバックをしたいと考え、チェック式丸囲み式で作成することとした。そして評価基準を定めた。さらに、どのような表現にすれば学生や教員にわかりやすいか、誤解を招かない表現になるかについて意見交換し合った。

評価観点ごとの点数配分の比率を決める際は、教員の意見が分かれるところであろう。本事例では、他領域の実習での学習内容も加味して合意のもと決定できた。

議論になったのは、評価基準となるパフォーマンスの特徴の記述であった。まずは、リスト化された行動をそれぞれの評価観点の評価尺度の枠に入れ込み、その後、表現の微調整を行った。たとえば、「アセスメントできる」「主観的情報と客観的情報の収集ができる」「情報の整理、解釈、分析ができる」は、1つにまとめようということになり、「アセスメント（主観的情報・客観的情報の収集と整理、解釈）が適切にできる」と修正した。こうしてできたのが**表1**である。

表1　複数の教員で作成するルーブリック：チェック式丸囲み式ルーブリック

学習課題：成人看護学の「慢性期看護学実習」における学びや態度を自省しましょう。

評価観点 \ 評価尺度	とても優秀！(5点)	優秀 (4点)	良いけれど、少し残念な部分がある (3点〜2点)	残念、もう一度勉強しよう！(1点〜0点)
看護過程の展開：アセスメントと計画立案（加重3倍：5点×3=15点）	□アセスメント（主観的情報・客観的情報の収集と整理、解釈）が適切にできる □看護上の問題（看護診断）が的確にあげられる □対象に応じた看護目標が適切に設定できる □看護計画が的確に立案できる（観察、処置、指導の3領域）	□アセスメント（主観的情報・客観的情報の収集と整理、解釈）ができる □看護上の問題（看護診断）があげられる □対象に応じた看護目標が設定できる □看護計画が立案できる（観察、処置、指導の3領域）	□アセスメント（主観的情報・客観的情報の収集と整理、解釈）ができるが、不十分なところがある □看護上の問題（看護診断）があげられるが、不十分なところがある □対象に応じた看護目標が設定できるが、不十分なところがある □看護計画が立案できる（観察、処置、指導の3領域）が、不十分なところがある	□アセスメント（主観的情報・客観的情報の収集と整理、解釈）が、不十分である □看護上の問題（看護診断）が、不十分である □対象に応じた看護目標の設定が、不十分である □看護計画の立案（観察、処置、指導の3領域）が、不十分である
看護過程の展開：実践と評価（加重3倍：5点×3=15点）	□患者の援助の必要性を適切に説明し了解を得る □看護計画に基づき看護技術を安全・安楽に提供できる □患者の心身の状態を考慮し、患者の反応に応じた援助ができる □看護計画と実践に対して患者の反応を確実に見ながら評価できる	□患者の援助の必要性を説明し了解を得る □看護計画に基づき看護技術を提供できる □患者の反応に応じた援助ができる □看護計画と実践に対して患者の反応を見ながら評価できる	□患者の援助の必要性を説明して了解を得るが、不十分なところがある □看護計画に基づき看護技術を提供できるが、不十分なところがある □患者の反応に応じた援助ができるが、不十分なところがある □看護計画と実践に対して患者の反応を見ながら評価できるが、不十分なところがある	□患者の援助の必要性の説明が、不十分である □看護計画に基づいた看護技術の提供が、不十分である □患者の反応に応じた援助が、不十分である □看護計画と実践に対する評価はできるが、不十分である
慢性期看護の特徴（加重3倍：5点×3=15点）	□対象が疾病のコントロールをしながら生活していく意欲をもつ課題を確実に見出せる □疾病および生活の自己管理ができるように生活指導が患者の理解度を確認しながら行える □対象が持続的に機能回復に取り組むよう確実に援助できる □対象が日常生活を自己管理していくための社会資源を適切に活用できる	□対象が疾病のコントロールをしながら生活していく意欲をもつ課題を見出せる □疾病および生活の自己管理ができるように生活指導が行える □対象が持続的に機能回復に取り組むよう援助できる □対象が日常生活を自己管理していくための社会資源を活用できる	□対象が疾病のコントロールをしながら生活していく意欲を見出せるが、不十分なところがある □疾病および生活の自己管理ができるように生活指導が行えるが、不十分なところがある □対象が持続的に機能回復に取り組むよう援助できるが、不十分なところがある □対象が日常生活を自己管理していくための社会資源を活用できるが、不十分なところがある	□対象が疾病のコントロールをしながら生活していく意欲を見出せるが、不十分である □疾病および生活の自己管理できるように生活指導が、不十分である □対象が持続的に機能回復に取り組むための援助が、不十分である □対象が日常生活を自己管理していくための社会資源の活用が、不十分である
人間関係の構築（加重3倍：5点×3=15点）	□だれにでもいつでも明るい笑顔であいさつができる □患者の部屋を訪室する際は手指を確実に消毒し、明るくあいさつして入室する □患者にケアするときは理由や必要性を説明し、同意や了解を必ず得る □看護師に報告・相談するときは、必ず相手の都合をうかがう □看護師に報告するときは、要点を絞って簡潔明瞭に報告し、看護師の助言を謙虚に聞ける	□だれにでも笑顔であいさつができる □患者の部屋を訪室する際は手指を消毒し、あいさつして入室する □患者にケアするときは必要性を説明し、同意や了解を得る □看護師に報告・相談するときは相手の都合をうかがう □看護師に報告するときは簡潔明瞭に報告し、看護師の助言を聞ける	□だれにでも笑顔であいさつができるが、不十分なところがある □患者の部屋を訪室する際は手指を消毒し、あいさつして入室するが、不十分なところがある □患者にケアするときは必要性を説明し、同意や了解を得るが、不十分なところがある □看護師に報告・相談するときは、相手の都合をうかがうが、不十分なところがある □看護師に報告するときは簡潔明瞭に報告し、看護師の助言を聞けるが、不十分なところがある	□だれにでもあいさつができるが、不十分である □患者の部屋を訪室する際は手指を消毒して入室するが、あいさつや笑顔が不十分である □患者にケアするときの説明が十分でなく、同意や了解を得られず、不十分である □看護師に報告・相談するときは、相手の都合をうかがうことがなく、不十分である □看護師に報告するときは簡潔明瞭さに欠け、看護師の助言を聞いているのかわからず、不十分である
カンファレンス（加重3倍：5点×3=15点）	□カンファレンスのテーマを実習進度に応じて的確に設定できる □カンファレンステーマに沿って自分の意見を明確に言える □他者の意見を傾聴し、熟慮して受け止められる □他者の意見に賛同または賛同しない理由を明確に言える □カンファレンス内容を整理して簡潔にまとめられる	□カンファレンスのテーマを実習進度に応じて設定できる □カンファレンステーマに沿って自分の意見を言える □他者の意見を傾聴し、受け止められる □他者の意見に賛同または賛同しない理由を言える □カンファレンス内容を整理してまとめられる	□カンファレンスのテーマを実習進度に応じて設定できるが、不十分なところがある □カンファレンステーマに沿って自分の意見を言えるが、不十分なところがある □他者の意見を傾聴し、受け止められるが、不十分なところがある □他者の意見に賛同または賛同しない理由を言えるが、不十分なところがある □カンファレンス内容を整理してまとめられるが、不十分なところがある	□カンファレンスのテーマを実習進度に応じて設定できず、不十分である □カンファレンステーマに沿って自分の意見を言えず、不十分である □他者の意見を聞こうとするが受け止められず、不十分である □他者の意見に賛同または賛同しない理由を言えず、不十分である □カンファレンス内容を整理しようとするが、うまくまとまらず不十分である
実習記録（加重3倍：5点×3=15点）	□所定の用紙に的確に要点を踏まえてアセスメントが書ける □所定の用紙に関連図を読み手に伝わるように十分に簡潔に書ける □所定の用紙に目標と問題点（看護診断）が明確に的確に書ける □所定の用紙に看護計画が3つの視点（観察、処置、指導）で明瞭かつ明確に書ける。必要に応じて修正できる □所定の用紙に看護実践の評価について、患者の反応を取り入れて簡潔に書ける □日々の実習日誌を的確に書き、コメントに対して確実に修正できる	□所定の用紙にアセスメントが書ける □所定の用紙に関連図を簡潔に書ける □所定の用紙に目標と問題点（看護診断）を明確に書ける □所定の用紙に看護計画が3つの視点（観察、処置、指導）で明瞭に書ける。必要に応じて修正できる □所定の用紙に看護実践の評価について、患者の反応を取り入れて書ける □日々の実習日誌を書き、コメントに対して確実に修正できる	□所定の用紙にアセスメントが書けるが、不十分なところがある □所定の用紙に関連図を書けるが、不十分なところがある □所定の用紙に目標と問題点（看護診断）を書けるが、不十分なところがある □所定の用紙に看護計画が3つの視点（観察、処置、指導）で書けるが、不十分なところがある。必要に応じて修正できない部分もある □所定の用紙に看護実践の評価について、患者の反応を取り入れて書けるが、不十分なところがある □日々の実習日誌を書き、コメントに対して確実に修正できる	□所定の用紙にアセスメントを書こうとするが、要点がまとまらず不十分である □所定の用紙に関連図を書こうとするが、うまく書けず不十分である □所定の用紙に目標と問題点（看護診断）を書こうとするが、不十分である □所定の用紙に看護計画の3つの視点（観察、処置、指導）を書こうとするが、不十分である。必要に応じて修正できない部分もある □所定の用紙に看護実践の評価について、患者の反応を取り入れて書こうとするが、不十分である □日々の実習日誌を書こうとするが、うまくまとまらない。コメントに対して確実に修正できない
実習態度（加重2倍：5点×2=10点）	□倫理的態度で人権を十分に尊重して行動できる □自己の健康管理が十分にできる □時間や期日を確実に守り、実習中の時間管理が的確にできる □対象者を尊重した礼儀正しい態度で申し分ない行動ができる □所在を明らかにし、責任ある行動が的確にとれる（報告・連絡・相談）	□倫理的態度で人権を尊重して行動できる □自己の健康管理ができる □時間や期日を守り、実習中の時間管理ができる □対象者を尊重した礼儀正しい態度で行動できる □所在を明らかにした行動が的確にとれる（報告・連絡・相談）	□倫理的態度で人権を尊重して行動できるが、不十分なところがある □自己の健康管理ができるが、不十分なところがある □時間や期日を守り、実習中の時間管理ができるが、不十分なところがある □対象者を尊重した礼儀正しい態度で行動できるが、不十分なところがある □所在を明らかにした行動がとれる（報告・連絡・相談）が、不十分なところがある	□倫理的態度で人権を尊重して行動できるが、不十分である □自己の健康管理ができるが、不十分である □時間や期日を守り、実習中の時間管理ができるが、不十分である □対象者を尊重した礼儀正しい態度で行動できるが、不十分である □所在を明らかにした行動がとれる（報告・連絡・相談）が、不十分である

4 既存ルーブリックの
カスタマイズ

概要

(1) 既存ルーブリックのカスタマイズとは
　既存ルーブリックのカスタマイズとは、既にあるルーブリックを自分が担う科目に適合するように書き替えて利用するものである。

(2) 目的と利点
　既存のルーブリックをカスタマイズして作成する目的は、ルーブリックをはじめから作成するより、既存のものを利用して簡便に作成して活用することにある。
　利点は、時間を大幅に短縮できることである。一つのルーブリックを改変する方法もあるが、プレゼンテーションで参考にするにはこのルーブリック、知識・理解にはこのルーブリックなどと、複数の異なるルーブリックを参考にする方法もある。また、自ずとそのルーブリックを読み込むことになるが、ルーブリックの全体像を掴み、既存のルーブリックから活用できそうな部分とそうでない部分を判断することになるため、自分の担当する教科の評価観点、評価基準などを見直すことにつながる。

作成方法

(1) 作成の流れとポイント
　カスタマイズする際は、ルーブリック作成の第1 Stepから第4 Stepまでを検討する。これらの検討により評価を明確にすることが重要である。

(2) 作成の実際
　ここでは、2年次の「基礎看護学実習」を終えた学生を対象としたルーブリックを基に、3年次の「母子看護学実習」を終えた学生を対象としたものにカスタマイズしていく。

①基にするルーブリックの検索
　まず、カスタマイズする基になるルーブリックを探すことから始める。本事例では、

2年次の「基礎看護学実習」を終えた学生を対象としたルーブリックをカスタマイズすることにした。理由は、「基礎看護学実習」がどの専門領域の実習においても基本となることからと、しかも倫理的問題を課題としており、作成しようとするルーブリックの主たるテーマと一致したからである。

②学習課題の検討

既存のルーブリックで示されている学習課題をそのまま用いるのかを検討していく。たとえば学習課題が同じ「レポート」であれば、そのまま使用できるであろう。

本事例では、「母性看護学実習」を終えた学生にリフレクションさせたいこと、そのなかでも「母性看護学における倫理的問題」に焦点を当てたいこと、学びを学生全体で共有したいこと、の3点を考えていた。以上を踏まえ、学習課題を決定した。

③評価観点の検討

次に評価観点を検討する。検討のポイントは評価観点の数と表現である。必要に応じて加えたり統合したり除外したりする。本事例では、「倫理的感性」「直感（価値観）を大切にする力」「倫理的ジレンマに気づく力」をまとめて「倫理的感性」とした。また、「『看護者の倫理綱領』を指針として思考する力」と「倫理原則との関連での思考力」をまとめて「倫理的問題の思考力」とした。「話し合う力」と「発表する力」は流用した。近年、母性看護学の領域では、優生思想、人工妊娠中絶、出生前診断、生殖補助医療といった倫理的な問題が多数ある。これらから評価観点を定めることにした。

④評価尺度の検討

基にしたルーブリックの評価尺度は3つであり、尺度の数、表現ともそのままとした。

⑤評価基準の検討

評価基準は、自分の考えに合致していれば部分的に修正する程度でよいが、場合によっては全面的に修正する必要もある。事例では、新しく評価観点とした「優生思想と出生前診断」「人工妊娠中絶の是非」「生殖補助医療」の3つは、最初から考案することになった。

⑥一貫性の確認

最後に、カスタマイズしたルーブリックの一貫性を確認する。チェックするときのポイントは、①学習課題が適切か、②評価観点の数と表現が適切か、③評価尺度は学習者の学習意欲を喚起する表現になっているか、④評価基準（パフォーマンスの特徴の記述）の表現は適切か、である。そして完成したのが**表1**である。

4 既存ルーブリックのカスタマイズ

表1 カスタマイズの基となるルーブリックとカスタマイズしたルーブリック

▼カスタマイズの基となる「基礎看護学実習」のルーブリック

学習課題：「臨地実習で経験した倫理的問題の事例検討と考察」の学びについて GW し発表しなさい。

学生番号　　　　　学生氏名

	評価尺度 評価観点	素晴らしい (5点)	惜しい、もう少し (3点)	もっとがんばろう (1点)
1	倫理的感性（倫理的問題に気づく力）	ある出来事や状況について、倫理的問題であると気づく	ある出来事や状況について、倫理的問題であると気づくが、確証がもてない（自信がない）	ある出来事や状況について、倫理的問題であると気づくことができない
2	直感（価値観）を大切にする力	ある出来事や状況について○○○の理由から倫理的問題であると感じる	ある出来事や状況について○○○の理由から倫理的問題であるが、確証がもてない（自信がない）	ある出来事や状況について○○○の理由から倫理的問題であると感じられない
3	倫理的ジレンマについて気づく力	ある出来事や状況について、A原則では☆☆だが、B原則では☆☆なのか、倫理的ジレンマを感じる	ある出来事や状況について、A原則では☆☆だが、B原則では☆☆なのか、倫理的ジレンマではないかと倫理的ジレンマを感じられない（自信がない）	ある出来事や状況について、A原則では☆☆だが、B原則では☆☆なのか、倫理的ジレンマを感じられない
4	「看護者の倫理綱領」を指針として思考する力	ある出来事や状況について、「看護者の倫理綱領」を指針として思考し、自分の見解をもつ	ある出来事や状況について、「看護者の倫理綱領」を指針として思考し、自分の見解をもつが確証がもてない（自信がない）	ある出来事や状況について、「看護者の倫理綱領」を指針として思考し、自分の見解をもつには至らない
5	倫理原則との関連での思考力	ある出来事や状況について、倫理原則（自律尊重、無危害、善行、公正（正義）、誠実、忠誠）に照らして考え、一定の考えを導き出すことができる	ある出来事や状況について、倫理原則（自律尊重、無危害、善行、公正（正義）、誠実、忠誠）に照らして考えるが、一定の考えを導き出せない	ある出来事や状況について、倫理原則（自律尊重、無危害、善行、公正（正義）、誠実、忠誠）に照らして考えようとするが整理ができず混乱する
6	話し合う力	ある出来事や状況について、話し合いの場での自己の意見を伝え、他者の意見（価値観）を共感的に受けとめようとするが共感する	ある出来事や状況について、話し合いの場での自己の意見を伝え、他者の意見（価値観）を共感的に受けとめようとするが理解できない	ある出来事や状況について、自己の意見の場での話し合いの意見（価値観）を伝えようとするが、他者の意見を受け入れようとしない
7	発表する力	討議内容を明瞭にゆっくりと説明するように、グループメンバーと協力して表現できた	討議内容を明瞭に説明ができず、ややが早口だったり、グループメンバーが一部協力できず、全員が参加していなかった	討議内容を明瞭にできず、何を言いたかったのか伝わりにくかった。グループ代表に任せていた

▼「母性看護学」用にカスタマイズしたルーブリック

学習課題：「母性看護学実習」において学んだ倫理的問題について GW し発表しなさい。

学生番号　　　　　学生氏名

	評価尺度 評価観点	素晴らしい (5点)	惜しい、もう少し (3点)	もっとがんばろう (1点)
1	倫理的感性（倫理的問題に気づく力）	ある出来事や状況について、倫理的問題であると気づく	ある出来事や状況について、倫理的問題であると気づくが、確証がもてない（自信がない）	ある出来事や状況について、倫理的問題であると気づくことができない
2	倫理的問題の思考力	ある出来事や状況について、「看護者の倫理綱領」を指針とし、倫理原則に照らして倫理的問題であると考え、自己の見解をもつ	ある出来事や状況について、「看護者の倫理綱領」を指針とし、倫理原則に照らして倫理的問題であると考えるが、自己の見解をもつ確証がもてない	ある出来事や状況について、「看護者の倫理綱領」を指針とし、倫理原則に照らして倫理的問題であると考えようとするが、自己の見解をもつには至らない
3	優生思想と生出前診断を考える力	「障害をもって生まれてくることは不幸」という価値観について「幸福追求権」から十分に思考し自己の見解をもち、生出前診断を検討する対象者の気持ちに寄り添い、生出前診断カウンセリングを勧め、やむを得ず中絶する場合のケアも十分に果たす	「障害をもって生まれてくることは不幸」という価値観について「幸福追求権」から思考し自己の見解をもつ、どうすべきかわからない。心の葛藤に寄り添うが対象者の気持ちに寄り添い、生出前診断カウンセリングを勧め、やむを得ず中絶する場合のケアには至らない	「障害をもって生まれてくることは不幸」という価値観について、どうすべきかわからない。心の葛藤に対処するが対象者の気持ちに寄り添えない。生出前診断を検討することを忘れて対象者に寄り添えず、返答に窮することを恐れて対象者に寄り添えず、生出前診断カウンセリングを勧める場合のケアを果すには至らない
4	人工妊娠中絶の是非を考える力	中絶を減らすための方策（避妊教育、性犯罪防止など）を十分に思考する。対象者として思考し、対象者の中絶をめぐる心身の負担も負うことも含めて十分に行う。女性だけでなく、男女共生の視点から確実にもつ	中絶を減らすための方策（避妊教育、性犯罪防止など）を思考する。対象者として中絶をめぐる心の葛藤に対処するアフターケアを含めて行う。女性だけでなく心身の負担も負うことも考え、男女共生の視点からもつ	中絶を減らすための方策、性犯罪防止など）を思考する。対象者の中絶をめぐるアフターケアを含めて行えない。女性だけの負担を負うことには至らない
5	生殖補助医療を考える力	生殖補助医療の安全性、親の欲望、匿名性、匿名性、子どもの福祉、子どもの知る権利など多角的側面から十分に検討し、医療技術の意思を享受するのが否かについて対象者と十分に話し合う姿勢をもつ	生殖補助医療の安全性、匿名性、欲望、匿名性、子どもの福祉、子どもの知る権利など十分に検討し、医療技術の意思を享受するのが否かについて対象者と話し合う姿勢をもつ	生殖補助医療の安全性、匿名性、親の欲望、子どもの福祉、医療技術を検討しないければならないことが十分でない。医療技術の意思を享受するのが否かについて対象者に思うが、実際に話し合うことには至らない
6	話し合う力	ある出来事や状況について、話し合いの場での自己の意見を伝え、他者の意見（価値観）を共感的に受けとめ理解できる	ある出来事や状況について、話し合いの場で自己の意見を伝えようとし、他者の意見をとめようとするが、うまく話し合いができない	ある出来事や状況について、話し合いの意見（価値観）を伝えようとするが、何を言っているのかわからない。話し合いにならない
7	発表する力	討議内容を明瞭にゆっくりと説明するように、グループメンバーで全員が協力して表現できる	討議内容を明瞭に説明できなかった。グループメンバーが協力せず、一部のメンバーが参加していない	討議内容を説明できたが早口で、何を言いたかったのか伝わりにくい。グループ代表に表せていた

第4章

評価の目的ごとのルーブリック活用の実際

1 パフォーマンス評価における ルーブリックの活用

概要

　看護教育におけるパフォーマンスとは、看護学生の感情・思考・判断を伴った実際的な学習活動における統合的な行為の遂行（行動）のことである。看護教育の多くの科目の学習には、何かしらパフォーマンスが含まれており、その評価に適しているのがルーブリックである。また、近年はアクティブ・ラーニングが推奨されているが、その評価にもルーブリックは適している。

活用の実際

　ここでは2年次の科目「看護倫理学」におけるグループワークを例に、アクティブ・ラーニングを行ったパフォーマンス評価のルーブリックの活用例を紹介する。

（1）ルーブリック導入の流れ

　科目「看護倫理学」の「看護者の倫理綱領」を学ぶ授業において、アクティブ・ラーニングを導入して3コマ分のグループワークを計画した。アクティブ・ラーニングには「Think-Pair-Share」と「連想詩画法」を用いた。Think-Pair-Shareとは協同学習の技法であり、提示課題に対して個人で思考し考えを明確化し、その後ペアとなり考えを共有あるいは議論しながら自分の考えを深める学習方法である。「連想詩画法」とは、思考を深めるために、課題をグループで話し合いながら互いに連想を広げ、「詩」と「画（図）」に表現していく手法である。

　つまり、Think-Pair-Shareで深めた学習課題をグループ討議として「看護者の倫理綱領」を連想し合いながら、「詩」と「画（図）」に表現して作品を作り上げていく。

　当然、そこには学生の感情・思考・判断が伴う実際的な統合的なパフォーマンスの学習活動が成立する。そこで、本授業にルーブリックを用いることにした。

（2）グループワークの実際

　まず、グループワークに先立って、学生には事前にホームワークで「看護者の倫理

綱領」を詩のような形にまとめ、画（図）で表現してくるよう教示した。

授業1コマ目は、授業内容・方法の説明（10分）、「看護者の倫理綱領」の概説（30分）、学生がホームワークで作成してきた詩画を2人ペアになって互いに紹介（10分）、2人ペアから5人グループとなり意見交換（30分）、まとめと質疑応答（10分）を行った。

授業2コマ目は、グループワークによって連想を深めながら詩画の作成に取り組んだ。詩画を作成する際の決まりはないが、1コマ目の授業を踏まえてグループメンバーが議論し、互いの連想を絡ませ合いながらグループの作品として詩画を完成させた。

最後の3コマ目では、グループで完成させた詩画の発表を行った。発表に際しては、①「看護者の倫理綱領」との関連性、②そのような作品にした意図、③個人の学び、の3点を述べさせた。発表の後に、ルーブリックを用いて学生に自己評価させた。

（3）ルーブリック作成の視点

本事例のようなパフォーマンス評価に用いるルーブリックを作成する際に検討を要した点は、評価尺度の数と評価観点の表現、評価基準となるパフォーマンスの特徴の記述である。評価尺度の数は、今回は自己評価で用いるルーブリックであることから、基本型の4尺度から「不合格」を除く3尺度とした。評価尺度の表現は、グループワークに取り組む学生たちの学習意欲が高まるように、ぜひ獲得したいと思える表現を心がけた。

評価観点数は基本型の7観点にしたかったが、連想詩画法を評価する「表現力（詩）」「表現力（画）」を加えたため多くなった。評価観点が10項目となったのは、授業で行う課題の達成と、パフォーマンスで連想詩画法を評価する観点、発表態度、満足度、達成度を加えたからである。もちろん、詩と画を2つに分ける必要はなく、1つにしても構わない。苦慮したのは評価基準となるパフォーマンスの特徴の記述で、何とか完成させたが、今後洗練させていく必要がある。こうしてできたルーブリックが**表1**である。

（4）評価の実際

実際の授業では、どの学生も真剣に課題に向き合い、何が評価されるのかについて明確に理解していた。どのようなパフォーマンスをすれば良い点数を獲得できるのかが理解できていたこともあって、多くの学生が最高水準に○をつけていた。また、教員との評価の差もなかった。

自己評価で学生が「素晴らしい！」と評価したものの第1位は「協同学習」で92.5％、第2位は「関心・意欲」と「課題の理解」で同率86％であった。ただし、初めて行う「連想詩画法」による詩画の得点、つまり評価観点の「表現力（詩）」と「表現力（画）」は、「惜しい！もう少し！」に○をつける学生の割合が多かった。

表1 「Think-Pair-Share」と「連想詩画法」併用アクティブ・ラーニングのグループワークに対する学生の自己評価のためのルーブリック

学習課題：「看護者の倫理綱領」とは何かについて、「連想詩画法」を用いて協同学習したグループワークの成果を発表しなさい。

評価観点 \ 評価尺度	素晴らしい！ 十分満足できる 期待する活動が十分みられる （10点）	惜しい！もう少し！ おおむね満足できる 期待する活動がみられるが、達成できない部分もある （7点）	もっと頑張ろう！ 努力を要する 期待する活動がみられない （5点）
学習方法	主体的学習、能動的学習を十分に行った	主体的学習、能動的学習を行った	主体的学習、能動的学習を十分に行わなかった
関心・意欲	「連想詩画法」に十分な関心と意欲をもって取り組んだ	「連想詩画法」に関心と意欲をもって取り組んだ	「連想詩画法」に関心と意欲をもって取り組まなかった
協同学習	ホームワークで作成してきた詩画を「Think-Pair-Share」を活用し、グループメンバーと十分な協同学習を行った	ホームワークで作成してきた詩画を「Think-Pair-Share」を活用し、グループメンバーと協同学習を行った	ホームワークで作成してきた詩画を「Think-Pair-Share」を活用し、グループメンバーとあまり協同学習を行わなかった。メンバーに依存していた
表現能力（詩）	「看護者の倫理綱領」の本質や意味が十分に伝わるように詩を作成した	「看護者の倫理綱領」の本質や意味が伝わるように詩を作成した	「看護者の倫理綱領」の本質や意味が伝わるように詩を作成できなかった
表現能力（画）	「看護者の倫理綱領」の本質や意味が十分に伝わるように画（絵）を作成した	「看護者の倫理綱領」の本質や意味が伝わるように画（絵）を作成した	「看護者の倫理綱領」の本質や意味が伝わるように画（絵）を作成できなかった
表現能力（発表態度）	「看護者の倫理綱領」を、どのような意図や解釈をし詩画を作成したか、精一杯がんばって発表できた	「看護者の倫理綱領」を、どのような意図や解釈をし詩画を作成したかについて発表した	「看護者の倫理綱領」を、どのような意図や解釈をし詩画を作成したかについて、うまく発表できなかった
課題の理解	「看護者の倫理綱領」を学ぶ意図を十分に理解して、「連想詩画法」と「Think-Pair-Share」を併用してグループワークして学ぶ学習課題を十分に理解して取り組んだ	「看護者の倫理綱領」を学ぶ意図を理解して、「連想詩画法」と「Think-Pair-Share」を併用したグループワークの学習課題に取り組んだ	「看護者の倫理綱領」を学ぶ意図を理解しない状態で、「連想詩画法」と「Think-Pair-Share」を併用したグループワークに、学習課題をあまり理解しないまま取り組んだ
知識の理解	「看護者の倫理綱領」に書かれていることとその重要性について十分に理解し、学びが深まった	「看護者の倫理綱領」に書かれていることについて理解し、学んだ	「看護者の倫理綱領」に書かれていることをあまり理解できなかった
満足度	「看護者の倫理綱領」を「連想詩画法」と「Think-Pair-Share」を併用してグループワークして学ぶことで、学習満足度が十分に高まった	「看護者の倫理綱領」を「連想詩画法」と「Think-Pair-Share」を併用してグループワークして学ぶことで、学習満足度が高まった	「看護者の倫理綱領」を「連想詩画法」と「Think-Pair-Share」を併用してグループワークして学んだが、学習満足度は高まらなかった
達成度	「看護者の倫理綱領」を「連想詩画法」と「Think-Pair-Share」を併用してグループワークして学ぶことで、学習達成感が十分に得られた	「看護者の倫理綱領」を「連想詩画法」と「Think-Pair-Share」を併用してグループワークして学ぶことで、学習達成感が得られた	「看護者の倫理綱領」を「連想詩画法」と「Think-Pair-Share」を併用してグループワークして学んだが、学習達成感は得られなかった

　これらの結果は、学生が適正にルーブリックを自己評価していることを示しており、またこの授業方法を評価するものとしてルーブリックが適切なものであったことを支持していた。ルーブリックの改善の余地はあるにしても、当初のねらいとその評価の目的は達成されたといえる。

2 形成的評価における ルーブリックの活用

概要

　形成的評価は、学習過程において学習者が学習の進行状況に応じた学びを獲得できているのかを評価し、次の学習への指針とするものである。想定していた学びが獲得できていなければ、それを意識づけ、何をどのように改善すれば学習成果を獲得できるのかその方略も含めて検討することになる。
　教員にとっては、学習を支援できたのか、支援できなかったとしたら教授法のどこを改善すれば、次の学びの支援となるのかを考える材料になる。
　ルーブリック評価の利点の一つに学習者への即時的フィードバック機能があるが、その利点を生かして形成的評価に用いることができる。
　学生が取り組んだ学習課題に対して適切にフィードバックができれば、学生の学習意欲を高めることができる。

活用の実際

　3年次の「慢性期看護学実習」を例に形成的評価の実際をみていく。本実習の期間は3週間であり、1週ごとに採点指針ルーブリックを用いて評価を行った（**表1**）。

(1) ルーブリック導入の流れ

　「慢性期看護学実習」は本学では3週間である。学生が3週間を乗り切って実習目標を達成するには、何かしら学生を励ますしかけが必要になる。そのしかけの一つが、ルーブリックによる形成的評価である。
　ルーブリックは即時的かつ迅速的なフィードバック機能がある。即時的かつ迅速的なフィードバックとは、教育効果の高まるタイミングの良いフィードバックであり、実習では学生の学びの良い点、良くない点、努力を要する点をタイムリーに指摘して、学生に自覚させることが指導のコツでもある。
　しかし、教員が複数の学生を指導している場合などでは、ベストなタイミングを逸し、かなり時間が経過した後に指摘することもあり、形成的評価にはなりにくい。そ

表1　1週目の形成的評価：採点指針ルーブリック

学習課題：慢性期看護学実習の学びを評価しなさい。

評価観点	評価基準	コメント
看護過程の展開（1）：アセスメントと計画立案（20点）	□アセスメント（主観的情報・客観的情報の収集と整理、解釈）ができる □看護上の問題（看護診断）があげられる □対象に応じた看護目標の設定ができる □看護計画が立案できる（観察、処置、指導の3領域）	1週目の目標は、「看護過程の展開（1）」を達成することです。主観的情報と客観的情報の収集はできていますが、解釈が十分ではありません。解釈できると看護上の問題（看護診断）があげられ、看護目標も設定できるようになります。土曜・日曜日にがんばって仕上げてください。それをもとに月曜に看護計画を立案していきましょう。どのような看護をしたいかについても考えてきてください。個別面談を月曜に行いますので、1週目に達成すべきだった「看護過程（1）」を仕上げていきましょう。 看護過程の展開（2）は、実習2週目にがんばって行いましょう。
看護過程の展開（2）：実践と評価（20点）	□患者に援助の必要性を説明し了解を得る □看護計画に基づき看護技術を提供できる □患者の安全・安楽に配慮し、患者の反応に応じた援助ができる □看護計画と実践に対して患者の反応を見ながら評価できる	
慢性期看護の特徴（15点）	□対象が疾病のコントロールをしながら生活していく意欲をもつ課題を見いだせる □疾病および生活の自己管理ができるように生活指導ができる □対象が持続的に機能回復に取り組むよう援助できる □対象が日常生活を自己管理していくための社会資源を活用できる	「慢性期看護の特徴」については、実習2週目〜3週目の課題にしましょう。
人間関係の構築（15点）	☑だれにでも明るい笑顔であいさつができる ☑患者の部屋を訪室する際は手を確実に消毒し、明るくあいさつして入室する ☑患者にケアするときは理由や必要性を説明し、同意や了解を得ることができる ☑看護師に報告・相談するときは必ず相手の都合をうかがう □看護師に報告するときは、要点を絞って簡潔明瞭に報告し、看護師の助言を謙虚に聞ける	人間関係の構築は、がんばっている姿がうかがえ好感がもてます。看護師に報告するときには、もう少し要点を絞って簡潔明瞭に報告すると、看護師との人間関係がよくなります。
カンファレンス（10点）	☑カンファレンスのテーマが実習進度に応じて的確に設定できる □カンファレンステーマに沿って自分の意見が明確に言える ☑他者の意見を傾聴し、熟慮して受け止められる ☑他者の意見に賛同または賛同しない理由を明確に言える □カンファレンスを整理して明瞭にまとめられる	カンファレンスはうまく展開できています。カンファレンスで自分の意見を言えるようになると、翌日の実習の学びにつながっていくでしょう。
実習記録（10点）	□所定の用紙に的確に要点を踏まえてアセスメントが書ける □所定の用紙に関連図が十分に書け、読み手に伝わる □所定の用紙に目標と問題点（看護診断）が明確に書ける □所定の用紙に看護計画が3つの視点で明瞭に書ける。必要に応じて修正できる □所定の用紙に看護実践の評価が患者の反応を取り入れて書ける ☑日々の実習日誌を的確に書き、コメントに対して修正できる	日々の実習日誌はよく書けています。この調子で書き、その日の実習を振り返りましょう。しかし、看護過程の展開に関する記録が十分ではありません。土曜と日曜日に大変でしょうが、がんばって書いてきてください。月曜に見せていただきます。そして面接にて、どこが良いか、どこが不十分かを一緒に確認しましょう。
実習態度（10点）	☑倫理的態度で人権を尊重して行動できる ☑自己の健康管理が十分にできる ☑時間や期日を確実に守り、実習中の時間管理ができる ☑対象者を尊重した礼儀正しい態度で申し分なく行動できる □所在を明らかにし、責任ある行動が的確にとれる（報告・連絡・相談）	実習態度は大変良く、好感がもてます。看護師への報告・連絡・相談のタイミングと内容を意識すると、もっと良い実習態度になります。

れでは、学生も次の実習に生かせない。それを回避してくれるのがルーブリックによる形成的評価である。ルーブリックを活用して形成的に評価する意味と意義は大きい。

（2）評価の実際

①1週目のフィードバック

実習1週目の終わりに採点指針ルーブリックを用いて形成的評価を行う。**表1**では、看護過程の展開におけるアセスメントが不十分なこと、実習記録のアセスメントや関連図が不十分なこと、人間関係の一部に課題があること、カンファレンスと実習態度は良いことなどがコメントされている。

これらのコメントを学生に即時的フィードバックすれば、学生はそれらを課題の指針として2週目の実習に取り組むことができる。

②2週目のフィードバック

実習2週目の終わりにも1週目と同様の形成的評価を行う。同学生は、1週目の課題であった実習記録のアセスメントと関連図が改善され、人間関係がよくなっていた。1週目に指摘した点を学生が改善したことがみてとれた。その一方で、新たな指摘をした。それが3週目の課題となる。

③3週目のフィードバック

3週目のルーブリックでも、いくつかの学習課題を指摘したが、これらは次の実習の学習課題とすればよい。

ルーブリックを形成的評価として用いることで、学生は次の課題の指針が明確になり、学習意欲を引き出すことができる。そして課題を達成していく様子が自分で自覚できるため、実習での学びと成長に自信をもつことができる。

3 授業科目の成績評価における ルーブリックの活用

概要

ルーブリックは、各授業の評価だけでなく、授業科目の成績評価にも用いることができる。科目の到達目標を評価するルーブリックを作成し、各到達目標の達成度を評価することで、最終的な科目の成績評価を行う。

活用の実際

ここでは、2年次の科目「看護倫理学」を例に、科目の成績評価におけるルーブリックの活用を述べる。筆記試験、レポート、グループワークを行い、筆記試験以外はルーブリックを使用した。

(1) 科目の到達目標、評価手段、評価比率の決定

科目の到達目標と、到達目標ごとの評価手段と評価比率を決める（**表1**）。成績は到達目標の達成度で評価されるため、最終的にはこの表に従って成績をつけていく。到達目標は、学生が科目履修後に身につけていることが期待されるスキルや行動を具

表1　科目の到達目標と評価手段と評価比率

到達目標	評価手段	評価比率
A. 看護職者の責任と倫理、道徳と倫理の違い、倫理と法律の違い、職業倫理について説明できる	筆記試験	20%
B. 倫理理論を踏まえ、生命倫理誕生の歴史的出来事について説明できる	筆記試験	10%
C. 生命倫理原則（自律、善行、無言、正義）と看護倫理原則（善行と無言、正義、自律、忠誠、誠実）の意味について説明できる	筆記試験	20%
D. 看護研究の倫理的配慮の必要性について説明できる	レポート	10%
E. 生命倫理分析手法および看護実践倫理分析手法について説明できる	レポート	10%
F. 「看護者の倫理綱領」から、倫理的看護の必要性について説明できる	グループワーク	10%
G. 看護実践場面で遭遇する倫理的問題に感性豊かに気づき、倫理的対応を検討でき、善い看護実践について説明できる	グループワーク	20%

3 授業科目の成績評価におけるルーブリックの活用

表2 成績評価のためのルーブリック

評価観点 \ 評価尺度	優	良	可	不可	評価比率 100%
A. 看護者の責任と倫理、道徳と倫理の違い、倫理と法律との違い、職業倫理 (10点×2＝20点)	●以下を十分理解し記述できる 1) 看護者の責任は健康増進、疾病予防、健康の回復、苦痛の緩和であり、療養上の世話と診療の補助を行い、国民の健康の保持に寄与する 2) 倫理として責任を果たすために、医療を受ける者との信頼関係に基づき、適切な説明にて理解を得、心身の状態に応じて良質かつ適切な看護を行う。道徳と倫理は辞書的には同義語であるが、道徳は個人や家族など小集団に用いられ、日常生活の行動規範になる 3) 倫理は個々人の関係から社会に至るまで広範囲に用いられ、医療現場では道徳でいう「真実を伝えることは正しい」と考えているが、倫理では患者の意向を尊重し、「真実を伝えることを控える」こともあり、倫理は多義性である 4) 法律は社会秩序維持規範として国家権力による強制力を伴い、「どのような行為が正しくないか」を規定しているが、倫理は明確な規定はなく、「どのような行為が正しいか」を示す内的自律性から生じる 5) 職業倫理の目的は人々の福祉と健康、目標は社会的責任を果たす、方法は専門的知識・技術を用いる、態度は人権の尊重である 6) 社会の人々の期待に応える善なる看護実践が、看護の職業倫理となる	左記 (優の評価基準) のうち、意味的骨子1つについて記述できていない	左記の意味的骨子のうち2つについて記述できていない	左記のうち、意味的骨子が3つ以上記述できていない	20%
B. 倫理理論を踏まえた生命倫理誕生の歴史的出来事 (10点×1＝10点)	実践における判断や行いから倫理規則へ、倫理原則から倫理理論 (目的論、義務論) への関係、ニュールンベルグ綱領、ジュネーブ宣言、人権に関する世界宣言、国際医療倫理綱領、ヘルシンキ宣言、患者の権利に関するリスボン宣言、ベルモント報告 (研究倫理)、ヒトゲノムと人権に関する世界宣言、生命倫理と人権に関する世界宣言などについて記述できる	左記のうち2つについて記述できていない	左記のうち3つについて記述できていない	左記のうち4つ以上記述できていない	10%
C. 生命倫理原則と看護倫理原則の意味 (10点×2＝20点)	生命倫理原則 (自律尊重、善行、無害、公平・正義) と看護倫理原則 (善行と無害、正義、自律、誠実、忠誠) を個々の看護実践に活かすことについて説明、記述できる	左記のうち2つについて十分に説明、記述できない	左記のうち3つについて十分に説明、記述できない	左記のうち4つ以上説明、記述できない	20%
D. 看護研究における倫理的配慮 (10点×1＝10点)	研究倫理に関する研修 (たとえば、CITTI Japan) 受講、研究意義と研究における利益と不利益の検討、研究対象者の人権と自由意思の尊重、個人情報保護と匿名性確保、秘匿すべき情報の秘匿方法、データ保管・管理による情報漏洩回避、データ改ざんや盗作をしない、結果の公表と御知らせ方法の事前周知、研究者への連絡方法の明示などについて記述できる	左記のうち2つについて記述できていない、意味が説明できない	左記のうち3つが記述できないか、意味が説明できない	左記のうち4つ以上記述できないか、意味が説明できない	10%
E. 生命倫理分析手法および看護実践倫理分析手法 (10点×1＝10点)	ジャンセンの4分割法 (医学的適応、患者の意向、QOL、周囲の状況)、トンプソン&トンプソンの10ステップモデル、フライの4つの倫理分析について記述している	左記の手法を記述しているが、内容が不十分である	左記の手法を記述しているが、内容の記述が表面的である	左記の手法のタイトルのみ記述しており、内容の説明がない	10%
F.「看護者の倫理綱領」を基盤とした倫理的看護実践 (10点×1＝10点)	「看護者の倫理綱領」の1～6 (人間の尊厳、人権尊重、平等、信頼関係、自己決定の権利、権利擁護、守秘義務、個人情報保護、安全確保) を行動指針とし、自己の実践を振り返る際の基盤とすることを討議し、その内容を発表できる	左記のうち2つを討議していない。行動指針と振り返る際の基盤について討議しているが、発表の内容に不足感がある	左記のうち3つを討議せず、行動指針と振り返る際の基盤について討議しているが、発表は不十分である	討議が不十分であり、発表も1人に任せており不十分である	10%
G. 看護実践現場で遭遇する倫理的問題に感性豊かに気づき、倫理的対応と善い看護実践の検討 (10点×2＝20点)	●課題学習「実習で遭遇した倫理的問題の状況」を詳細に書き、倫理原則との関連で考察している ●その課題をもとにグループワークを行い、倫理的対応と善い看護実践について十分に発表している	●課題学習「実習で遭遇した倫理的問題の状況」を書き、倫理原則との関連で考察している ●その課題をもとにグループワークを行い、倫理的対応と善い看護実践について発表している	●課題学習「実習で遭遇した倫理的問題の状況」を書いたが内容が浅く、倫理原則との関連で考察していたが不十分である ●その課題をもとにグループワークを行ったが内容が深まらず、倫理的対応と善い看護実践について、なんとか発表している	●課題学習「実習で遭遇した倫理的問題の状況」の内容が浅く、倫理原則との関連で考察されていない ●その課題をもとにグループワークを行ったが内容が深まらず、倫理的対応と善い看護実践について、部分的に発表している	20%

体的に記載する。

(2) ルーブリックの作成

表1を基に、到達目標とその達成度、達成度に関する特徴を記述したルーブリックを作成する（**表2**）。

到達目標は評価観点として表現し、達成度は評価尺度、達成度に関する考え方は評価基準となるパフォーマンスの特徴として記述し、表の最右列に評価比率を記述する。

このルーブリックは科目の成績評価をつけるものであり、評価の全体像を表したものである。個々の授業の課題に応じたルーブリックは別途作成することになる。その作成方法はこれまで論じてきたので割愛する。

(3) 評価の実際

ルーブリックの評価ルールにしたがって、各到達目標の点数を集計し、「優」「良」「可」のようなグレード評価をする（**表3**）。グレード評価によって判定したものが科目の最終成績評価となる。グレード評価は目標に準拠した評価にする。

表3　科目の成績評価

到達目標（評価観点）	獲得得点	配分得点
A	18点	20点
B	8点	10点
C	16点	20点
D	9点	10点
E	8点	10点
F	9点	10点
G	18点	20点
合計	86点	100点

評価	優	良	可	不可
合計点数	100〜80	79〜70	69〜60	59〜

この学生の「看護倫理学」の獲得得点は86点となり、成績は「優」となる

第5章

領域別「ルーブリック」実例集

[基礎看護学]

1 クリティカル・シンキングに関するルーブリック

　本稿で取り上げる「看護方法論Ⅳ」は、看護活動の展開技術としての看護過程について学ぶ科目である。この科目の目的は、「看護過程のプロセスを理解し、提示された事例をクリティカルに分析し、意図的、系統的な看護を実践できる思考と態度を養う」こととしている。

　看護過程は問題解決に向けた科学的思考のプロセスであり、クリティカル・シンキングを活用しながら、看護の対象者に必要な看護ケアを提供するための臨床判断が求められる。そこで、この科目では、紙上患者についての看護過程に入る前に、正確な情報とは何かを、経験をとおしてクリティカルに考える『教員の持ち物あてエクササイズ』を取り入れている。また、この科目の14回、15回目では、自分の行動と思考をクリティカルに分析し、自己の思考の傾向を理解することを目的に、看護過程の授業をとおして、最も印象に残っている場面についてのセルフリフレクションと対話リフレクションを行っている。

　ここでは、『教員の持ち物あてエクササイズ』についての「ルーブリック」を紹介する。

ルーブリック評価導入の背景

　クリティカル・シンキングは看護過程を展開するにあたって欠かせない能力である。それに加え、学生自身の自己理解の深まりにつながることから、学習動機を高めたり、創造的な学習を進めていくために重要な要素となる。

　看護過程では、患者から得られた情報について意味づけしていくが、その判断プロセスでは、看護職者自身の先入観や価値観が影響することから、慎重に情報の分析・統合を行う必要がある。自分の価値観や思考の偏りを理解するには、他者とのディスカッションが有効である。そこで、評価にルーブリックを導入し、教員と学生が話し合うことによって、学生は自分自身では気づかなかった強み、弱みを知るきっかけとなると考えた。ルーブリックは教員と学生のコミュニケーションツールになりうると同時に、学生・教員双方のクリティカル・シンキングの訓練になる。

また、ルーブリックを繰り返し使用することによって、学生自らが自己の学習についてクリティカルに振り返る機会を習慣化できる。それに加え、ルーブリックによる評価結果の変化から、学生は自分の思考パターンや行動の傾向に気づいたり、成長している部分を自覚できたりする。さらに、教員も学生の継時的な変化が把握できることから、ポイントをおさえた授業設計や学生指導ができると考えた。そこで、グループワークを中心に科目の1/3にルーブリックを取り入れることにした。

ルーブリック作成のプロセス：思考の4段階（4 Step）

第1 Step：振り返り

①シラバスに立ち戻り、シラバス全体と学習課題を見直す

　看護過程を展開するためには、①問題に気づく能力、②問題を同定するための批判的思考能力や意思決定能力、③問題解決策の考案に向けた柔軟な創造的思考、④聴く能力・伝える能力、⑤情報収集などの人間関係の技能などが求められる[1]。しかし、これらは、ペーパーテストによる評価は難しい。解答を記述式で求める方法もあるが、記述された内容の評価については、教員の価値観が影響する可能性がある。

　また、「看護方法論Ⅳ」は2年次前期に開講される基礎看護学の科目であり、疾病学などの疾患の理解を深めるための授業は並行して進行していることから、学生の疾患の理解は浅い。そのため、この科目における看護過程の目標は、紙上患者の事例展開を一通り経験することをとおして、看護過程の一連のプロセスを理解することとした。そして、この科目では看護過程の理解を深めることよりも、問題に気づく能力や柔軟で創造的な思考の育成と批判的に考える態度を養うことを第1の目的とし、到達目標の1番目を「十分な証拠が得られるまでは疑問をもち続け、様々な視点で根気強く考える態度を養う」とした（**表1**）。そして、これをこの科目のルーブリックの全体的な学習課題とした。

②ほかの教授内容や学習課題完成のための学生のスキル

　学生は1年次に「看護方法論Ⅰ」で看護を展開するにあたって共通となる看護技術や生活の援助技術について学び、「基礎看護学実習Ⅰ」でコミュニケーションを中心とした実習を経験している。これらをとおして、学生は、対象者理解につながるコミュニケーションの難しさや価値観の多様性に気づくことができている。学生には、これから開講される各領域の看護学の授業や、基礎看護学分野での診療過程の援助技術を中心とした「看護方法論Ⅱ」、フィジカル・アセスメントを学ぶ「看護方法論Ⅲ」をとおして、看護援助に結びつく知識・技術・態度の幅を広げていくことが求められ

表1 科目「看護方法論Ⅳ」シラバス

科目名	看護方法論Ⅳ			
学期・曜日・時限	前期:火曜5限	専門/必修	2単位	30時間
担当者	前田ひとみ			
対象学年	看護学専攻 2年次			
授業概要	看護過程のプロセスを理解し、提示された事例をクリティカルに分析し、意図的、系統的な看護を実践できる思考と態度を養う。			
到達目標	1. 十分な証拠が得られるまでは疑問をもち続け、様々な視点で根気強く考える態度を養う。 2. 看護過程の構成要素（アセスメント、看護診断、計画立案、実施、評価）の意味と方法を説明できる。 3. ゴードンの機能的健康パターンを用いた看護アセスメントができる。 4. 提示された事例のアセスメント、看護診断、計画立案ができる。			

	授業計画	授業形態	事前・事後学習
1	ガイダンス、看護過程の歴史的背景と概念の定義	講義	事前:講義主題についての予習
2	看護過程に必要な思考訓練:クリティカル・シンキング	講義 グループワーク	事後:レポートの提出
3	ゴードンの機能的健康パターンによるアセスメント、事例紹介、医療情報の検討	講義 グループワーク	事前:講義主題についての予習
4	事例分析:ゴードンの機能的健康パターンによるアセスメント	講義	事前・事後:医療情報の整理
7	関連図を使った情報の整理と統合と看護問題の抽出	講義	事前:講義主題についての予習
8	事例分析:関連図を使った情報の整理と統合と看護問題の抽出	グループワーク	事前・事後:関連図の整理
9	事例分析:関連図を使った情報の整理と統合と看護問題の抽出	全体討議	事前・事後:看護問題の整理
10	看護計画の立案	講義	事前:講義主題についての予習
11	事例分析:看護計画の立案	グループワーク	事前・事後:看護計画の整理
12	事例分析:看護計画の立案	全体討議	事前・事後:看護計画の整理
13	看護実践の評価、看護過程のまとめ	講義	事前:講義主題についての予習 事後:事例の看護過程の整理
14	看護実践とリフレクション	講義・個人ワーク	事前:講義主題についての予習 事後:リフレクションシートの記入
15	対話リフレクションの実際、まとめ	グループワーク	事後:レポート

評価方法	課題レポート（30%） 看護過程に必要な知識についての小テスト（20%） グループワーク（50%）（ルーブリック評価）
担当教員からのメッセージ	看護理論と実践をつなぐ重要な科目です。グループワークに積極的に参加して、考え方の枠を広げてください。
オフィス・アワー	毎週火曜日 15時から17時　メールは適宜対応します。

る。今後の学習効果をあげるためには、知的好奇心をもって自ら学ぶ態度と、クリティカルでロジカルに考えるスキルの獲得が欠かせない。

③学習課題達成の証拠探し

クリティカル・シンキングでは、問題に対して注意深く観察し、じっくり考えようとする態度、論理的な探究や推論の方法についての知識とこれらを適用する技術が求められる。グループメンバーと話し合うことにより「問題に対して注意深く観察し、じっくり考えようとする態度を養う」ことができると考え、この科目では、紙上患者の事例展開や自己の振り返りなどに対するグループワークの機会を多く設けた。このような経緯から、評価観点は「観察・情報収集」「思考・探究」「考えの構築」「コミュニケーション」の4つとすることにした。

④最高の水準と最低の水準の明確化

水準の選択にあたっては、Dreyfusモデルをもとにしたベナーの5段階を参考にした。2年次前期の科目であることから、期待する「最高の水準」は状況の整理や問題の分析から、ある程度の予測が立てられる一人前レベル、「最低水準」は、状況の整理ができず、問題の分析が不十分なため、判断ができない初心者レベルとした。

第2 Step：リストの作成

「看護方法論Ⅳ」は看護過程についての科目であることから、学習目標はアセスメント能力、看護診断能力、計画立案能力、評価能力の修得に着目することが一般的だと考える。しかし、2年生の段階ではクリティカルな思考力や、グループワークでの討論や協同作業を効果的に進めるコミュニケーション技術を身につけている学生は少ない。そこで、シラバスに示しているように、到達目標は、看護過程の内容の深まりよりもコミュニケーションとクリティカルな思考に関するスキルの獲得を期待する内容を設定した。

第3 Step：グループ化と見出しづけ

クリティカル・シンキングについては、いろいろな定義がある。ScrivenとPaulは、クリティカル・シンキングを「信念と行動への指針として、観察、経験、リフレクション、推論、コミュニケーションによって収集されたり、生成された情報を、能動的かつ巧みに概念化し、適用し、分析し、合成し、評価する知的に規律されたプロセスである」[2]と定義している。そこで、この定義をもとに、期待される行動を付箋に書き出し、関連のあるものを整理した。その結果、この科目全体でのルーブリックは「観察・情報収集」「思考・探究」「考えの構築」「コミュニケーション」の4項目を評価

観点とすることにした。

『教員の持ち物あてエクササイズ』は、グループメンバーと話し合いながら、教員への質問、観察、これまでの教員とのやり取りから得られた知見などをもとに、必要な情報をもれなく収集する。そして、得られた情報を分析・整理し、他の教員へのインタビュー結果なども加味して、情報の正確さを判断しながら、推理・推論することによって、どの教員の持ち物かの結論を導き出すものである。そのため、この単元では4つの評価観点のうち、「観察・情報収集」「思考・探究」「コミュニケーション」の3項目に焦点をあて、これらを均等に30点とした。

第4 Step：表の作成

ルーブリックには、最高水準の行動だけを示し、コメントをとおしてフィードバックする採点指針ルーブリックと評価基準を個別要素に分解してチェック欄をつけたチェック式ルーブリックがある[3]。チェック式ルーブリックでは、最高水準に達するためには何が必要となるのかを簡潔に示すことができる。学生ができていることとできていないことを自己評価することは、自分の思考や行動を客観的に把握し認識できる能力であるメタ認知能力を高める訓練となる。また、自分の強みを見いだすことは、学生の学習意欲を高めることになる。そこで、自己評価をとおして自分の強みと弱みを客観的に評価できるように、チェック式ルーブリックを作成することにした。チェック式ルーブリックの利点としては、1つの評価観点においてもレベルがあることを学生に伝えることができるため、学生のさらなる努力を引き出すきっかけにもなると考えた。

評価の各段階の表現については、学生が看護師という専門職業人としての成長の階段を上っていることをイメージできるように、「一人前レベル」「新人レベル」「初心者レベル」を用いることにした。

評価基準については、最初に、到達目標をもとに「一人前レベル」を作成し、次に目標に到達できなかった学生の状況を振り返りながら「初心者レベル」を作成した。最後に、「一人前レベル」の不足している部分を考えながら「新人レベル」を作成し、完成させた（**表2**）。

ルーブリック作成時のポイントと苦心したこと

評価基準の表現については、前述したように、「一人前レベル」と「初心者レベル」を作成した後に、「一人前レベル」の不足している部分を考えながら「新人レベル」を考えていった。しかし、「一人前レベル」のどの部分が不足していると一段階低いといえるのかを導き出すプロセスは困難を極めた。評価基準作成者の思考・判断プロ

表2　クリティカル・シンキングに関するルーブリック評価の表

『教員の持ち物あてエクササイズ』

学習課題：提示されている品物はどの教員の持ち物なのか、グループメンバーで話し合って限られた情報から推論して探究しなさい。

補足説明：教員6人に自分の趣味や自分らしさを表現するもの3品を準備してもらう。学生は6人で1グループになり、3品の物品の特徴、教員へのインタビュー、日頃の教員の状況などをとおして、割り当てられた3品の持ち主の教員を推測する。最初に、インタビューに教員が答えるとき、必ずしも本当のことを言っているとは限らない可能性もあるため、しっかりと観察しながら情報収集するようにという説明がある。情報収集については、グループメンバー一緒でも、個別でもいいが、分析・統合はグループメンバーと話し合って行う。

評価観点 \ 評価尺度	一人前	新人	初心者
観察・情報収集 30%	□既習事項や対象者の状況から、収集すべき必要な情報を予測でき、その理由が言える □正確な情報を収集するための観察手順や方法を提案している □幅広い情報を収集するために、質問内容や方法を工夫し、系統的に問いかけている □主観的データと客観的データを幅広く、収集している □表情などの重要な非言語的メッセージを見逃さずに、必要な情報を収集している □信頼できる情報であるか否かを考えながら、適切で妥当な情報を収集できている	□既習事項や対象者の状況から、収集すべき必要な情報は予測できるが、理由が言えない □観察方法についての提案が、正確な情報の収集としては不適切である □質問などを工夫しているが、系統的な問いかけにはなっていない □主観的データと客観的データを収集しようとしているが、重要な情報を見落としている □表情などの重要な非言語的メッセージに気づいているが、情報として収集できていない □情報の信頼性について考えているが、一部、間違った情報を収集している	□収集すべき必要な情報が予測できず、見通しもてない □観察手順や観察方法についての提案ができない □根拠のない、勘や当てずっぽうでの質問しかできない □客観的データがほとんどで、対象者の主観的データを収集できない □表情などの重要な非言語的メッセージを観察していない □疑うことなく、情報を鵜呑みにしている
思考・探究 30%	□十分な根拠が得られるまでは、結論を保留し、様々な方向から考えている □「事実」と推論や解釈の結果である「意見」を区別して、考えることができる □主観的データと客観的データを比較しながら、客観的に分析している □論理的に考え、分析している □自分の思考態度やものの考え方の偏りに気づいており、考慮しながら考えている	□様々な方向から考えようとしているが、十分な根拠が得られているとはいえない □おおむね「事実」と「意見」の違いに気づくこともあるが、区別がつかないこともある □感情的にならず、事実を分析しようとしているが、主観的な解釈に偏っている □分析はできているが、論理性に乏しい □自分の思考態度やものの考え方に偏りがあることに気づいているが、自分の意見を通そうとする	□自分流に解釈して、結論を出している □「事実」と「意見」の区別ができていない □主観的で客観的に分析できない □論理的に説明できない □自分の思考態度やものの考え方に偏りがあることに気づいておらず、見方が偏っている
考えの構築 10%	□分析結果を整理できる □分析結果を系統的、論理的に関連づけている □既習事項を吟味し、関連づけてまとめようとしている □確実な根拠に基づいて結論づけている	□分析結果の整理ができている部分もあるが、一部、整理できていない部分もある □分析結果の関係づけができている部分もあるが、系統的ではなく、一貫性がない □既習事項との関連づけが不十分である □根拠があいまいな部分がある	□分析結果の整理ができない □分析結果をもとに各情報の関連づけができない □既習事項とまったく関連づけられない □根拠がなく、思い込みで結論を出そうとしている
コミュニケーション 30%	□対立する見解も含めて、論理的に考え、様々な人の意見を受け入れ、認めることができる □自分の考えに固執しないで、グループメンバーと尊重し合いながら話し合いができる □グループメンバーとの話し合いや学習活動の振り返りから、自己の強み、弱みを見いだせる	□自分と意見の合う人の意見は認めることができるが、意見が異なる人の受け入れは難しい □グループメンバーを尊重する態度はあるが、時折、自分の考えに固執することがある □振り返りから、自己の弱みには気づいているが、強みを見いだすことが難しい	□自分の意見がない □自分の考えに固執し、グループメンバーの意見を聞こうとしない □自己を客観的に見られない

セスに対する理解によって、着目する項目が異なり、教員間の意見を統一するのには時間がかかった。また、評価観点によっては、観点間で重複する項目が出てくることがあるため、何が各評価観点の中心となるのか、項目をどの視点で整理していくのかを、十分に吟味することが重要である。

今回は、チェック式ルーブリックを用いたが、1つのチェック項目の文章はできるだけ簡単にして、学生が理解できる言葉を使用する必要があると感じた。

実際に使用した学びや気づき

教員が作成したルーブリックを使用し、自己評価と教員評価を行った結果、1/4程度の学生に教員評価との大幅な違いがみられた。評価が異なる原因として、学生の分析力の乏しさや見方の偏りという、まさしくクリティカル・シンキングができていないこと、文章の意味が理解できていないことの2つが考えられた。このことから、ルーブリックを用いるときには、評価項目の評価基準となるパフォーマンスの特徴の記述に関する文章を学生が理解できる言葉や単純な文章にすること、そして、使用前には詳細で具体的なオリエンテーションが必要であることを学んだ。

学生の自己評価と教員評価が大きく異なった学生と一緒に、ルーブリックを用いた再評価を行った結果、学生の考え方の傾向を知ることができ、今後の授業内容を検討する良い資料を得ることができた。また、学生のなかには、教員との再評価によって、これまでに気づいていなかった強みを学生自身が見いだすことができ、学習意欲が高まった学生がいた。その一方で、自己評価が高い学生に対しては、自尊感情を低下させないで、自己に対する気づきを促すかかわりの難しさを感じた。

より良い看護の実践にはメタ認知能力を高めることが重要で、メタ認知能力を高めるための訓練としてはリフレクションの習慣をつけることが効果的である。リフレクションの習慣化に向けた一つのツールとして、今回のようなルーブリックを用いた自己評価と教員評価は有用であると考える。さらに効果を高めるために、今後は、学生の視点での幅広い分析・評価につながるピア評価を取り入れていきたい。

ルーブリックを用いた再評価によって、これまで知らなかった学生の側面や考え方を教員側が知る機会になり、教員と学生との関係性がより近くなったことは大きな産物であった。

ルーブリックの利点と課題

ルーブリックは、評価基準が示されているため、教員と学生が同じ視点で評価できること、そして、チェック式ルーブリックであれば、迅速に評価できるという利点が

ある。今回は、『教員の持ち物あてエクササイズ』のルーブリックを示したが、看護過程についても、今回示した評価観点や評価基準となるパフォーマンスの特徴の記述の一部を変更すれば、使用可能であることから、科目をとおして一貫した評価が可能となる。

　しかし、学生がルーブリックに慣れていない場合や、ルーブリックで使用している言葉が難しいと正しい評価につながらない。今回は、ルーブリックを教員側で作成したが、今後は学生と一緒に作成していくことも必要である。

　ルーブリックを使用することで、学生は教員から何を求められるかを知ることができ、教員にとっては授業評価の機会になる。クリティカル・シンキングには思考・判断・表現・態度・意欲が含まれるために、ペーパーテストでの評価は難しい。ルーブリックは学生の目に見えない学力を可視化でき、考える力の発展プロセスがわかることから、ペーパーテストでは測定できない学習内容や能力の評価には適していると考える。

　項目の抽出やわかりやすい言葉で表現するには少々時間を要するが、最初から完璧を求めず、使いながら修正していくことで、教員側のクリティカル・シンキング能力も高まると考える。

【引用・参考文献】
1) 日本看護科学学会看護学学術用語検討委員会第9・10期委員会：看護学を構成する重要な用語集, 日本看護科学学会, 2011, p.7. http://jans.umin.ac.jp/iinkai/yougo/pdf/terms.pdf（平成29年12月10日）
2) Scriven, M., Paul, R.: The 8th Annual International Conference on Critical Thinking and Education Reform, Summer 1987. http://www.criticalthinking.org/pages/defining-critical-thinking/766（平成29年12月10日）
3) ダネル・スティーブンス, アントニア・レビ著, 佐藤浩章監訳：大学教員のためのルーブリック評価入門, 玉川大学出版部, 2014, p.30-31.

[基礎看護学]

2 「看護過程の展開」の基礎理論を学修する演習のルーブリック

　A大学の看護学科では、2年次の前学期より「看護過程の展開」の授業が始まる(**表1**)。紙上事例を使用して「看護過程の展開」を教授し、同時に演習を行っている。この時期の学生は、1年次にコミュニケーションを中心課題とする「基礎看護学実習Ⅰ」を4日間経験しているが、1人の受け持ち患者に対して連続した看護実践を行った経験はない。そのため、授業で「看護過程の展開」が問題解決思考による科学的な看護の方法論であると説明されても、ピンとこないことは否めない。学生のなかには、「看護過程の展開」という言葉を聞いただけで苦手意識を抱いてしまう者も少なくない。学生は、それぞれの科目を独立した学問として学んできており、その学びを駆使して結びつけ統合するといった発想は学んでいない。「看護過程の展開」の学修において、新しい学修内容としてそのプロセスを学び、アセスメントガイドを学び、アセスメントにおいて既習科目の内容を統合して活用しなければならないことから、当然難易度は高まる。

　本稿で紹介する演習は、学生が個人ワークとグループワークを行いながら、紙上事例をとおして「看護過程の展開」のうち第3段階の「計画立案」までを行う(**図1**)。アセスメントによって導き出した看護診断（患者の問題）の解決に向けた看護計画をグループでプレゼンテーションするという学習課題を評価するツールとしてルーブリックを作成し、実際にルーブリック評価を行った筆者の経験について述べる。

ルーブリック評価導入の背景

　授業科目「看護過程展開の技術」は、講義と演習をミックスさせた授業形態をとっている。学生は、まず「看護過程とは何か」について講義で学んだあと、1グループ4人編成で紙上事例に取り組み、個人ワークとグループワークを交互に行いながら看護過程の3つの段階（アセスメント、看護診断、看護計画の立案）を考える。アセスメントの概念枠組みは、「ゴードンの機能的健康パターン11項目」を使用している。看護診断（患者の問題）は、「NANDA-I 看護診断 定義と分類」の表現に限定せず、学生が考えた表現も採用している。その判断は、2年次の学習時期にあり、本格的な

表1 科目「看護過程展開の技術」シラバス

科目名	看護過程展開の技術			
学期・区分・単位・時間	前期	必修	2単位	60時間
科目責任者	木村　花子　科目分担者：基礎看護学教員			
配当年	2年次			
授業概要	健康問題を抱え、援助を必要とする人に個別的な看護を提供する方法として看護過程を概説する。紙上事例を用いて看護に必要な情報収集、情報の解釈、根拠に基づいた看護診断（患者問題）をあげ、看護計画を立案し、発表する。			
学習目標	健康問題を抱え援助を必要とする人に対して、個別的かつ適切な看護を提供するために問題解決思考の科学的方法論について概説できる。			
到達目標	・看護実践における看護過程の意義とその構成要素について説明することができる ・アセスメントの枠組みに沿って患者情報を整理し、科学的根拠を踏まえて解釈・判断、推理・推論したものを説明できる。 ・患者の全体像と関連図を描くことができる。その際、看護の方針と看護の必要性および患者の病理現象と生活行動、心理的側面から患者の問題を導き出したプロセスについて表現できる。 ・看護診断した患者の問題を解決するための看護計画を観察計画、療養処置計画、指導計画の3側面から立案できる ・個人ワークとグループワークの成果を発表し、自グループの看護の考え方を他グループに説明できる。			

	授業スケジュール	授業形態
1	看護実践と看護過程	講義
2	看護実践と看護過程	講義
3	アセスメントの枠組みとその活用	講義
4	全体像の描写、看護計画立案	講義
5	看護実践と評価	講義
6	紙上事例演習ガイダンス	演習
7	紙上事例演習：患者情報の整理	講義・演習
8	健康知覚・健康管理、活動・運動	講義
9	グループワーク（アセスメント）	演習
10	栄養・代謝、排泄、睡眠・休息	講義
11	グループワーク（アセスメント）	演習
12	認知・知覚、自己知覚・自己概念、役割・関係	講義
13	グループワーク（アセスメント）	演習
14	セクシュアリティ・生殖、コーピング・ストレス耐性、価値・信念	講義
15	グループワーク（アセスメント）	演習
16	グループワーク（アセスメント）	演習
17	グループワーク（アセスメント）	演習
18	グループによるプレゼンテーション（アセスメント発表）	演習
19	グループによるプレゼンテーション（アセスメント発表）	演習
20	グループワーク（パターン間関連図、全体像の描写）	演習
21	グループワーク（パターン間関連図、全体像の描写）	演習
22	グループワーク（パターン間関連図、全体像の描写）	演習
23	グループワーク（診断・目標）	演習
24	グループワーク（診断・目標）	演習
25	グループワーク（看護計画立案）	演習
26	グループワーク（看護計画立案）	演習
27	グループによるプレゼンテーション（看護計画の発表）	演習
28	グループによるプレゼンテーション（看護計画の発表）	演習
29	「看護過程展開の技術」の学びと質疑応答、コメント	演習
30	「看護過程展開の技術」のまとめ、基礎看護学実習への活かし方	演習

成績評価	定期試験（50%）、グループワークと個人ワーク：ルーブリックで評価する（25%）、学習成果物（25%）で総合的に評価する。

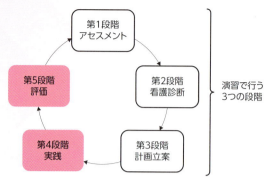

図1 看護過程の展開

臨地実習を経験したことのない学生が「NANDA-I 看護診断 定義と分類」に記されている診断名を概念として理解することが困難であることと、自らの言葉で患者の問題を説明できるようになってほしい、という理由による。

　学生は紙上事例の鈴木さん（仮名）の病状と生活行動、心理的状況が記述された情報シートを穴が開くほど読み込み、鈴木さんという患者像をイメージしていくことからこのワークが始まる。各グループには、ファシリテーターとして教員がつき、適宜グループワークの進捗状況を確認し、学生たちの情報の整理や解釈、つまり、アセスメントが適切に行われているかについて助言や指導をしていく。最終的には鈴木さんの看護計画を立案し、グループごとにどのようにアセスメントし、看護診断して看護計画を立案したのか、また、その看護計画が立案された理由や根拠、意図についてプレゼンテーションする。演習終了時には、学生個々の学習成果物として看護過程の3段階までの記録物が綴られたファイルが提出される。ファイルに綴じられた学習成果物は、「フェイスシート」「ゴードンの機能的健康パターンのアセスメント用紙11枚」「患者の全体像」「関連図」「看護計画」の記録用紙であり、実に膨大な量となる。

　これまで本授業の評価は、定期試験とグループワークの取り組み方（態度）による総合評価を行ってきた。「看護過程の展開」の演習に関する点数はつけず、演習終了時に学生から提出された学習成果物を、グループのファシリテーター教員が一人ひとりの記録内容を確認し、赤ペンで記録用紙1枚1枚に対してコメントを書き込みながら、学生へ返却して助言していた。教員1人あたり4グループを担当するため、教員は学生16人分の学習成果物ファイルを読まなければならず、16人分の学習成果物（記録用紙）にコメントを記入していくことは、多大な時間と労力を要し、教員の負担になっていた。同じところでつまずく学生が多く、同じ内容のコメントばかり書かなければならないという教員の負担感もある。また、教員間でもコメントの書き方やコメントすべき視点の共通点はなく、バラつきがある状況もあった。さらに、学生からは

「記録用紙に赤字のコメントばかりでへこむ」「結局、アセスメントの仕方がこれで良いのかわからない」「自分のでき具合はどれほどなのか？」など不満や疑問の声も聞かれ、看護過程の演習の学びをいったいどのように評価すればよいのか悩むところとなっていた。

ルーブリック作成のプロセス：思考の4段階（4 Step）

第1 Step：振り返り

①シラバス全体と学習課題の見直し

　まず、本授業の科目責任者と分担指導する教員たちとシラバスに立ち返り、授業概要、目標、学習課題について再度確認し合った。本授業の目標は「健康問題を抱え、援助を必要とする人に対して、個別的な看護を展開するための方法を理解する」である。その目標を達成することを意図として、演習では個人ワークとグループワークを取り入れながら、紙上事例を用い「ゴードンの11の機能的健康パターン」の枠組みをアセスメントガイドとして活用しながら、アセスメントを行い最終的には患者の看護計画を立案し、それをグループごとに発表するという学習課題を設定している。演習では、学生を4人ずつの小グループに分け、各グループには教員がファシリテーターの役割を果たし、個別指導とグループ指導を行っている。特に「アセスメント」の指導には例年、大変な時間とエネルギーを要しているが、教員は複数グループを担当するため、指導時間には限りがあるという悩みがあった。そのため、学生にはグループで学生どうし、お互いに意見交換をし合いながら学びを深めてほしいと考えている。そこで、学習課題を「患者のアセスメントと全体像、関連図から導き出した看護診断の問題解決に向けて立案した看護計画をグループで発表し、学びを共有する」として、ルーブリックを検討することにした。

②ほかの教授内容と学習課題との関係

　学生は、「看護過程の展開」について本科目で初めて学ぶ。本科目では、看護過程の5段階の一連のプロセスを学習した後、学生たちは後学期に開講される「基礎看護学実習Ⅱ」において、いよいよ臨床現場に臨み、実際の患者に対して「看護過程を展開する」ことになる。「看護過程の展開」は看護を適切に実践するための重要な科学的な方法論であり、看護実践の基盤ともいえるものである。本科目での学びは、その後の領域実習にも大きな影響を与えることになることから、学生にとって本科目の演習における学習課題の達成は重要な意味をもつことを教員どうしで確認した。また、同時に、この科目は他領域に発展的に学習の転移が行われるものであることから、基

礎看護学で教授する「看護過程の展開」は、問題解決思考プロセスの基礎知識と技術について学生が学べることに主眼をおく科目であり、その演習であることを確認した。この確認作業によって、教員の指導方針は統一見解となり、教員の心理的負担感が軽減することになった。

③学習者のスキルとコンピテンシー

学生は2年次生であり、1年次の学習をとおして「看護とは何か」について考え、看護の対象となる「人間」をどのようにとらえるかについては学習してきている。「人体の構造と機能（解剖学や生理学など）」や「病理学」は既習科目であるが、「疾病の成り立ちと回復の促進」に含まれるその他の科目は学習進行中である。ゆえに、この時期にある学生のアセスメントにおいて「疾病の成り立ちと回復の促進」を十分に組み込むことは困難であることが学習者のスキルとコンピテンシーになる。一方では、入学時よりグループワークを行う機会は多数あり、お互いに学び合う姿勢も身についており、学習課題に臨む基本的な力は身についていると判断できた。

しかし、これまでのレポートや演習記録などの提出状況から「書く」ことに対して苦手意識をもち、「とにかく空白を埋めることに必死」であり、「『事実』と『考えたこと』、『感想』などを混同して記述する」という学生の状況が多く見受けられていた。現代学生はスマートフォンを多用し、絵文字や略語で書くことに慣れており、文章構成の基本である「主語（S）＋述語（V）」さえ無視する傾向にある。したがって、学生自身の考えや思考したことを整理して、吟味して書くことは難しいというのが、教員の一致した意見であった。このような学習者のスキルとコンピテンシーを確認できたことは、演習担当教員の心理的安定をもたらした。

そして、看護過程を展開するには、多様な能力や技能を必要とするが、まずは本科目において問題解決に向けた基本となる思考過程を身につけさせることを教員どうしで確認し合えたことは、収穫であった。

④学習課題達成の証拠

本科目で学ぶ「看護過程の展開」は、対人援助関係の構築を基盤とした看護目標を達成するための問題解決思考を応用した科学的な思考過程の筋道でもある。学生によって記述された記録用紙は、学生の頭のなかで行われたこと、つまり、思考過程を表したものになっているはずである。そこで、学生の学習課題の達成状況を判断するための証拠として、学生の記録用紙の記述内容とした。もちろん、学生の思考過程の証拠は、グループワークによる発言や意見交換の最中にもある。したがって、学習課題達成の証拠を学習成果物にするにしても、グループワークの参加状況や貢献度を教員は観察して把握しておかなければならない。

⑤学生に期待する最高の水準と最低の水準

　評価尺度は、初めてルーブリックを作成する場合には、3段階の行動レベルに限定すると良い[1]といわれているため、教員間で話し合った結果、ルーブリックの評価尺度の期待する最高の水準は「優秀」とし、最低の水準は「努力を期待する」のレベルとし、その中間を「良い」として、3つの評価尺度で評価することに決定した。この3つの評価尺度の命名であれば、評価尺度の原則である学生の学習意欲を刺激する肯定的な尺度表現になると考えたからである。3つの尺度で評価することで、学生にとっては課題によって何を学ぶのかがより明確となり、教員にとっても評価の判断に迷うことが少なくなると予測された。同時に、学生は何につまずき、何に悩み、どこが難しいと感じているのかなど、これまでの学生の学びの傾向を分析しながら、評価観点の基準の特徴についても検討していった。

第2 Step：リスト作成

　このStepでは、「これができたら看護過程の展開の基本は大丈夫」と判断できるような学生の行動リストを各教員が思うままにあげていった。その際、シラバスの授業目的や目標を意識するのはもちろんのこと、これまで本科目を受講した学生の状況から、何度教員が指導しても学生がつまずきやすいところや、教員自身が指導に苦労している項目などをあげながら、リストを作成していった。

　特に、アセスメントや看護診断に関しては、学生が進級し領域別実習に出た際に、臨床現場でタイムリーかつスピーディーな看護展開が求められ「もっとアセスメント力をつけてほしい」と、各領域を担当する教員や指導者から言われることが往々にしてあった。基礎看護学で目指す「看護過程の展開」の技術レベルと、領域特有の「看護過程の展開」の技術レベルは異なるからこそ、基礎看護学を担当する教員は基本的な問題解決思考による科学的な看護の方法論として「看護過程の展開」の基礎を学生に身につけさせる必要がある。なによりも、実際に「基礎看護学実習Ⅱ」で受け持ち患者に対して看護実践を行っている学生自身が、アセスメントの重要性について痛感し、「もっとちゃんと看護過程に取り組んでおけばよかった」と口々に言っている様子もあったことから、たくさんのリストが作成された。

　また、本科目は講義とグループ演習の組み合わせという授業形態をとることから、グループワークに臨む姿勢や、プレゼンテーションに関する項目もあげられ、32項目のリストが作成された。

第3 Step：グループ化と見出しづけ

　このStepでは、第2 Stepで作成した32項目のリストを、**関連するものごとにグループ分けを行い、各グループに小見出しをつけること**を行っていった。この小見出し

が、ルーブリックの「評価観点」になっていく。

　グループ化においては、主に「看護過程の展開」と「グループワーク」「発表資料作成」「プレゼンテーション」の大きく4つのグループに分けられた。「看護過程の展開」はリストも多く、本演習の重要な項目であるため、さらに細分化して4つに分けることとし、最終的には、①「アセスメントガイドの枠組（ゴードンの機能的健康パターン）を使用した情報収集と整理」、②「情報の解釈・判断と推理・推論」、③「全体像と関連図、看護診断、看護目標」、④「看護計画の立案」、⑤「グループワーク」、⑥「発表資料作成」、⑦「プレゼンテーション」の7つの評価観点が完成した。

第4 Step：表の作成

　いよいよルーブリックの表の形式に整える段階となった。チェックボックス式のルーブリックにするか、丸囲み式のルーブリックにするか教員どうしで話し合った結果、チェックボックス式のルーブリックにすることとした。理由として、1つの観点に複数の評価基準があると、文章で表現した際に評価の判断に迷いが出やすいこと、チェックボックスがあったほうが、学生に知らせたいことを明確に伝えやすいこと、などの意見が出たからである。また、特に学生に伝えたいことや強調したい事柄などは、チェックをつけるだけでなく、赤字で下線を引いたり、簡単なコメントを書き込んでもよいということを教員どうしで共通理解した。

　以上のStepを経て、ルーブリックを完成させた（**表2**）。

ルーブリック作成時のポイント

（1）ルーブリックとは何かについて、よく理解する

　今回、初めてルーブリックを作成して使用するにあたり、ルーブリックについて聞いたことはあったが「よくわからない」という教員もいたため、まずはルーブリックとは何かを説明をする必要があった。教員個々がルーブリックを理解していることにより、公正で平等な評価ができる[2]。そこで、ルーブリックとは何か、なぜこれまでの評価方法から変える必要があるのか、ルーブリックを使用することで学生や教員に対してどのようなメリットとデメリットがあるのかについて説明を行った。この説明の機会を設けたことで、ルーブリックに対して懐疑的であった教員も興味を示してくれた。

（2）評価者（教員）間でよく話し合う

　本演習は、複数の教員がグループを担当しながら進行していく授業形態である。そのため、教員間で同じ評価基準を共有することが必要となってくる。これまでは、科

2 基礎看護学：「看護過程の展開」の基礎理論を学修する演習のルーブリック

表2 「看護過程の展開」ルーブリック評価表

学習課題　患者（鈴木さん）のアセスメントと全体像、関連図から導き出した看護診断の問題解決に向けて立案した看護計画をグループで発表し、学びを共有しなさい。

評価観点		優秀（A）	良い（B）	努力を期待（C）	評価
看護過程の展開	アセスメントガイドの枠組み（ゴードンの機能的健康パターン）を使用した情報収集と整理	□情報として事実を収集している（事実と考えたことの混同がない） □SデータとOデータに分けて整理している □アセスメントガイドの枠組みごとに、必要な情報を収集・整理している □情報間の関連づけ（因果関係、相互関係、変化）をしている	□おおむね、情報として事実を収集しているが、一部、事実と考えたことの混同がある □SデータとOデータに分けて整理している □アセスメントガイドの枠組みごとに、おおむね必要な情報を収集・整理している □おおむね情報間の関連づけ（因果関係、相互関係、変化）をしている	□情報としての事実と考えたことの混同が多い □SデータとOデータに分けて整理していない □アセスメントの枠組みとは関係のない情報を収集している □情報間の関連づけ（因果関係、相互関係、変化）をせず、抜き出した情報をそのまま羅列している	
	情報の解釈・判断と推理・推論	□情報を2段階（解釈・判断＋推理・推論）で思考している □科学的根拠を踏まえて判断している □今後起こりうる可能性について描いている □以下を踏まえて思考している ・病気の成りゆき ・発達段階 ・日常生活への影響	□おおむね情報を2段階（解釈・判断＋推理・推論）で思考している □科学的根拠を踏まえて判断していない項目がある □おおむね今後起こりうる可能性について描いている □おおむね以下を踏まえて思考している ・病気の成りゆき ・発達段階 ・日常生活への影響	□情報を2段階（解釈・判断＋推理・推論）で思考していない □科学的根拠を踏まえて判断していない □今後起こりうる可能性について描いていない □以下を踏まえて思考していない ・病気の成りゆき ・発達段階 ・日常生活への影響	
	全体像と関連図、看護診断、看護目標	□アセスメントガイドのパターンを統合し、関連図に描くことができる □関連図とアセスメントの内容をもとに全体像を記述している □アセスメントの結果から的確に患者の問題点を導いている □患者の状態に応じた目標を的確に設定している	□おおむねアセスメントガイドのパターンを統合し、関連図に描くことができる □おおむね関連図とアセスメントの内容をもとに全体像を記述している □おおむねアセスメントの結果から患者の問題点を導いている □おおむね患者の状態に応じた目標を設定している	□アセスメントガイドのパターンの統合が不十分であり、関連図にも描くことができない □関連図とアセスメントの内容を踏まえた全体像の記述ではない □アセスメントの結果と患者の問題点に一貫性がない □患者の状態に応じた目標の設定ではない	
	看護計画の立案	□優先順位は妥当である □問題の表記は「関連因子＋問題」で表現している □具体策は観察計画、療養・処置計画、指導計画で具体的に立案している	□優先順位はおおむね妥当である □問題の表記は「関連因子＋問題」で表現している □具体策は観察計画、療養・処置計画、指導計画で立案しているが具体性に欠ける	□優先順位が妥当ではない □問題の表記が「関連因子＋問題」ではない □具体策は観察計画、療養・処置計画、指導計画で立案していない	
グループワーク		□グループワークに積極的に参加し、自分の意見を他者にわかりやすいように伝えている □メンバーの意見をよく聞き、他者の意見を尊重し、敬意を払っている	□グループワークに真面目に参加し、自分の意見を他者に伝えている □メンバーの意見をよく聞き、他者の意見も尊重している	□グループワークへの参加が消極的であり、自分の意見を他者に伝えることが少ない □メンバーの意見を聞いていない、もしくは他者の意見を尊重していない	
発表資料作成		□資料作成のルールを守り、丁寧な文字で記述しており、読みやすく見やすい工夫がされている	□資料作成のルールを守り、資料は丁寧な文字で記述している	□資料作成のルールが守られておらず、資料が読みにくい	
プレゼンテーション		□話し方は明瞭であり、聴衆がわかりやすい順序で内容が構成され、ポイントも強調された説明である □発表時間は規定時間内であり、有効に使うことができた	□話し方は明瞭であり、聴衆が理解できる順序、内容で構成された説明である □発表時間は規定時間より若干早く終了した。もしくは若干オーバーした	□話し方が不明瞭であり、聴衆にとってわかりにくい説明である □発表時間は規定時間を大幅に早く終了した。もしくは、大幅にオーバーした	

目責任者からの説明によってシラバスに書いてある授業目的や目標を認識するものの、評価は担当教員の裁量にある程度任されていた。しかし、ルーブリックを作成し使用して評価するからには、本演習の授業内容や学習課題、他の科目との関係性、学生のスキルを確認しながら、何をもって学習課題達成とするのかという評価基準を明確にし、共通認識しておかなければならない。評価者（教員）の数が多ければ多いほど、様々な理解レベルとなり、認識のズレが生じることも少なくない。そのため、教員間で話し合いを密にもちながら、ルーブリックの作成に臨んだことは、教員間の評価に対する共通基準の認識をもつことに有効であった。

（3）評価基準や評価尺度の記述に配慮する

ルーブリックを使用するのは学生と教員である。教員が学生に何を期待しているのかを明確にすると同時に、何が評価されるのかについても明確にする必要がある。評価基準では、演習の性質上多くのことを盛り込みたい気持ちはあったが、できるだけ短文で簡潔にすることを方針とし、学生にとっても教員にとってもわかりやすい表現になるように配慮した。

また、たとえ低い評価であっても、学生のやる気を損ねてしまうような表現は避けなければならない。ルーブリックは学生にとっては模範となる行動に向けて登っていく階段を示している[3]。そこで、評価尺度の最低水準は、これからの学生の成長に期待を込めて、「努力を期待する」という肯定的な表現にすることにした。

実際に使用して

本科目の授業ガイダンス時に、学生にルーブリックを配布して説明を行った。学生に授業時にはルーブリックを持参するように伝え、適宜、学習の進捗状況に応じて、評価基準をみながら自分自身の学習を振り返ることができるようにした。

学生にルーブリックについてていねいな説明をする時間的余裕がなかったことから、残念ながら学生自らルーブリックを積極的に活用する様子はみられなかったが、グループワークで担当教員が、学生に指導をする際に、指導のポイントとしてルーブリックを活用し、その場で学生にタイムリーな評価を返すことができていた。また、何といっても、教員からの意見に、「何回も同じことを言わなくてもよくなった」「何度も同じコメントを記録用紙に書かなくてすむ」などの声があがり、限られた時間で効率よく指導し、評価ができるようになったことは、大きな利点となった。

しかし、今回、評価尺度を3段階に分けていたことから、最高水準はわかるが、中間水準に位置する「おおむね～できた」という表現の「おおむね」を、どれくらいできていたら「おおむね」と判断するのか（何％達成と評価するか）、判断に迷うとの

声も聞かれた。単純に最高と最低に当てはまらなかったら中間とするのか、それとも「おおむね」の割合を決めるか、評価の差をどのように決めていくかは今後の検討課題となった。

また、必ずしもすべての学生が最高水準を目指しているとは言い難い状況もあり、最初から「これくらいできていればよい」「優秀じゃなくても可ならよい」など、評価基準が逆に学びの制約になることもあり、ルーブリックでとらえきれない学生個人の成長をどのように評価していくかについても、今後の検討事項となった。

ルーブリックの利点と課題

今回、筆者がルーブリックの作成から使用までを経験して、教員の立場から気づいた主な利点は次の4点である。

①ルーブリックを作成するにあたり、教員が授業全体の見直しを行いながら、お互いの教育観や学生観を共有することができる。
②評価基準がブレない。
③学生にタイムリーなフィードバックができる。
④評価に要する時間や労力の節約ができる。

今後の課題となるのは、学生自身がルーブリックをうまく活用していけるような方法について検討し、個別の学びや成長もとらえることができるようなルーブリックの工夫を考えること、評価基準の尺度が、「パフォーマンスの特徴の記述」において明確な"差"となるように表現できるような工夫について検討することなどである。

今回、筆者は初めてルーブリックの作成から使用までを経験した。ルーブリックを一から作成することは容易ではなかったが、幸い、ルーブリックに関心を示してくれる教員も多く、同僚たちの協力も得ながらルーブリック第1号が完成した。作成する過程では、今一度、授業を見直すことになり、日頃の学生へのかかわりを振り返り、自己の教育観や学生観、そして看護観を見つめる良い機会となった。今回完成したルーブリックは、決して完成度の高いものではないが、今後は使用していくなかで教員や学生たちの声も聞きながら、さらにバージョンアップさせていきたいと考えている。

【引用文献】
1) ダネル・スティーブンス, アントニア・レビ著, 佐藤浩章監訳:大学教員のためのルーブリック評価入門, 玉川大学出版部, 2014, p.6.
2) 森田敏子:基礎から学ぶルーブリック評価　Vol.10　複数の教員で作成するルーブリック, 看護展望, 42(12), メヂカルフレンド社, 2017, p.78-85.
3) 前掲1), p.31.

[成人看護学]

3 TBLを学習方略とした「急性期看護援助論」のルーブリック

　近年の少子高齢化と情報・通信に関するコミュニケーション技術（ICT）の発展に伴い、看護系大学に入学してくる学生の社会性と生活体験の乏しさとともに、対人関係のもち方が問題視されている。チーム医療が推進されるなかにおいて、学生は臨地実習では患者と家族を代表としたさまざまな医療関係者との人間関係の構築を基盤とした看護を学んでいかなければならない。したがって、学内で学ぶ「急性期看護学」では、学生は人間関係の構築を基盤としながらも、患者の治療に伴う病状の急激な変化に対応した看護について学んでいくことになる。しかしながら、急性期にある患者のイメージがつきにくい学生にとっては、難易度も高まり、困難感があるのは否めない。

　一方で、たとえ多人数の学生を教授対象としていても、一斉授業による一方向の講義を行えば受動的学習になってしまうことから、視点を変えた教育方略の工夫が求められている。そこで、いわゆるアクティブ・ラーニング（Active Learning）が推奨され、学生の主体的かつ能動的学習が期待されている。

　本稿では、科目「急性期看護援助論」の授業において、学生の主体的かつ能動的学習となるようチーム基盤型学習（Team Based Learning；TBL）を教授方略とし、ルーブリックで評価したことについて紹介する。

チーム基盤型学習（TBL）

　チーム基盤型学習（以下、TBL）は、1970年代後半、受講者数の拡大に迫られたMicharelsenらにより考案された教授方略であり、経営学、自然科学などの教育課程に用いられてきている[1]。この教授方略は、学習者の問題発見学習あるいは解決能力の育成、能動的学習を促進する教授法である問題基盤型学習（Problem-Based Learning；PBL）の問題点を改善するものとして考案されたものと解される。そこで看護教育に取り入れることも有効であると考えられ、TBLで授業する教育機関もある。簡単に説明するならば、TBLは、事前に与えられた課題について、個人とチ

ーム（グループ）が双方向から解決していくプロセスによって学習を深めていく能動的学習方法である。

TBLを学習方略とした「急性期看護援助論」の展開方法

　ここで取り上げる科目「急性期看護援助論」は、この後に学生が臨むことになる「成人看護学の急性期実習」に発展していく必修科目であるから、確実な学びを獲得させる必要がある。この科目の理解状況いかんによっては、「成人看護学の急性期実習」に多大な影響を及ぼすことになるからである。そこで、シラバス（**表1**）には、できるだけ詳細に具体的な内容を明示するようにした。通常のTBLでは、いくつかの事例を提示し、それをユニットとして構成される。しかし、本科目では、周術期の看護について時間軸を中心に据え、周術期の看護が理解できるようにアレンジして用いることにした。

　毎回の授業（2コマ続きの180分授業）におけるTBLは、第1段階から第3段階で構成した。第1段階は、授業計画に基づく課題の個人学習となる予習である。学生は個人学習である予習を確実に行ってこなければ、授業で行う第2段階で構成される課題ができない（わからない）し、チームメンバーにも迷惑をかけることになる。第2段階では、学生の予習ができていることを確認するために「個人テスト」を10分間で行う。引き続き同じテストに、チームとして10分間で取り組むチームテストを行う。その後、チームで解答の正誤を議論しながら答え合わせを確認していくためスクラッチシート（**表2**）を使用する。スクラッチシートは、B6サイズの用紙で各問題の正答は裏から見えないように修正テープでマスキングしてあり、チームメンバーの合議のうえで決定した解答が終わったところで（20分経過したところで）、チームが合議のうえで決定した正解としたa〜dの記号の箇所を消しゴムで消すと正答が出るしくみになっている。消しゴムで消して、「G」が出れば正解したことになり終了する。「G」は、goalを意味している。その後、チームメンバーの貢献度評価を10分で行い、第2段階が終了する。第3段階では、基礎知識の補足解説と質疑応答および個人学習（復習）を30分で行い、まとめ10分を経て、学習が積み上がっていく。

　授業が終了すれば、学生は最終試験問題候補を1問作成する。そして、適宜、周術期に関するDVDを視聴して、周術期看護のイメージ化を図っている。

　以上、この授業で行っているTBLの教授方略について簡単に紹介してきた。「急性期看護援助論」において教授方略としてTBLを用いるのは、TBLによってチームメンバーが協力して急性期看護に必要な理論を単なる暗記レベルにとどめることなく、主体的かつ能動的に学習することで、問題を解決して解を導き出す力を育成するためである。この教授方略を用いた主旨は、後のルーブリックに反映されていくことになる。

表1　科目「急性期看護援助論」のシラバス

科目名	急性期看護援助論			
学期・曜日・時限	前期：水曜：3・4限	専門／必修	2単位	30時間
担当	細川つや子			
対象	看護学科3年生			
授業概要	成人期にある対象者の急激な身体侵襲による急性期あるいは周術期の看護について概説する。手術は身体的に大きな侵襲をもたらすのみならず精神的にも様々な影響が生じる。成人各期にある対象者の特徴を踏まえ、急激な健康障害による治療に伴う身体的、精神的、社会的変化による生活行動ならびに生活の質（QOL）を理解し、周術期にある対象者の看護に必要な知識と技能、態度を学ぶ。			
到達目標	1. 知識・理解：周術期（術前、術中、術後）に行われる看護の概要が説明できる 2. 思考・判断：術前の心身の苦痛と不安緩和に向けた支援、術後疼痛管理ならびに早期離床、術後合併症について思考して判断でき、その看護について説明できる 3. 態度・関心：主体的・能動的に個別学習ならびにチーム学習に取り組み、周術期看護に興味・関心を示す言葉を述べる 4. 技能（表現）：事前課題学習と「個人テスト」の結果をチームメンバーへ説明し、議論を通した学びをチームメンバーと共有し、チームメンバーへフィードバックして、周術期看護のあり様を表現できる			

	授業計画	授業形態	授業時間外学習
1	ガイダンス（TBLとルーブリック他） 急性期・周術期の看護の特徴	講義 DVD視聴	シラバスを熟読する 健康の各段階を学習する（「看護学概論」のテキストの振り返り）
5	麻酔法と呼吸管理、生体に及ぼす影響	TBL	既習学習内容の振り返りと事前課題学習 テキスト〇頁〜〇頁
6	手術侵襲と生体反応、術後の疼痛管理	講義	既習学習内容の振り返りと事前課題学習 テキスト〇頁〜〇頁
7	手術前および手術中の看護	TBL・DVD視聴	既習学習内容の振り返りと事前課題学習 テキスト〇頁〜〇頁
11	疼痛緩和と術後の不快症状緩和のための援助	TBL	既習学習内容の振り返りと事前課題学習 テキスト〇頁〜〇頁
15	まとめ、質疑応答 大学が求める授業評価アンケート	講義	講義とTBLを振り返り、学習ノートに活用できる
16	定期試験（最終試験）	試験と解説	

評価方法	TBL（予習：10%、チーム学習：60%）は、ルーブリックで評価する。定期試験（最終試験）は30%とする。チームメンバーの貢献度を考慮して加点、減点し、総合的に評価し、得点とする。
メッセージ	・本科目は、チーム基盤型学習（TBL）を授業方略とし、事前課題学習（予習）を確実に行い、講義時のTBLに活かせるように整えて、積極的に学び考えることを期待します。 ・「授業時間外学習」は進度状況により、講義ごとに具体的内容を提示します。 ・本科目の学習は、この後に続く「急性期看護学実習」に発展的に転移していきます。 ・オフィスアワーは、〇曜日の〇時〜〇時です。質問があったら積極的に研究室にお越しください。

表2 スクラッチシート

第○回　術後合併症・創傷治癒　　　正解は「G」

問題	解答欄				得点
	a	b	c	d	
1	G	×	×	×	
2	×	G	×	×	
3	×	G	×	×	
4	×	×	×	G	
5	×	×	×	G	

＊チームで合議の上、決定した記号の箇所を消しゴムで消すと答えが出る。
＊「G」が出れば正解なので、終了して得点を付ける。

チーム名	チームメンバー	合計点
	欠席者：	

正解を確認するためにシートを開いた回数による得点
1回目：3点、2回目：2点、3回目：1点、4回目：0点

＊第○回：感想

ルーブリック作成のプロセス：思考の4段階（4 Step）

第1 Step：振り返り

①シラバスに立ち戻り、シラバス全体と学習課題を見直す

　まず、シラバスを見直し、「急性期看護援助論」のカリキュラム上の位置づけを確認した。すると、この科目は後に学習転移していくことになる「成人看護学の急性期実習」の成否を左右するため、ここで学ぶ学習内容の習熟度の重要性に思い至った。そこで、改めて学習課題を検討することにした。

　当初の学習課題は、「TBLによる学習について、その内容と方法などから学びを評価しなさい」としていた。しかし、このTBLはあくまで講義展開における教授方略の活用の一方法にすぎない。そのため、ここでの学習課題は、「周術期の看護の事前課題への確実な取り組みとチームにおける学習の共有をとおして、周術期看護の理解を深め、興味・関心をもつ」に変更した（**表3**）。

②ほかの教授内容と学習課題との関係

　「急性期看護援助論」を学習するうえで既習内容を確認した。すでに学生は、1年次で、「解剖学・生理学」「病理学」と学習し、2年次に系統別疾患を「疾病の成り立ちと仕組み」において学習している。さらに、成長発達段階の理解と成人期およびそ

の家族を理解するのに必要なヘルスプロモーションも「成人看護学概論」で学習済みである。今回の学習計画で、さらに特殊な治療方法である「麻酔管理や手術療法・生体反応」などは、再度学習する機会を設けることにした。これまでの学習に加えて、本講義展開での学びを、次に続く急性期看護実習へと学習の転移が図られていることを再確認した。

③学習課題完成のための学習者のスキルとコンピテンシー

　学習課題達成のために、本科目において身につけたスキルをさらに深化させる学習方法は、「チーム学習」であるとした。これがTBLである。1年次からの学びにおいて、「グループで話し合う」方法が用いられているのは散見する。しかし、予習とチーム学習を一連のものとして展開している授業方略は、本大学においては見当たらない。

　ここでの学びの方法論としてのスキルの深化は、「予習によるチーム学習」と「合議」である。つまり、学生の予習（個人ワーク）の学習課題達成の確認と、チーム学習による設問に対して正しく答えを導き出すことにある。学生は学習経過過程において、他の学生の意見を聞き、自分の意見を述べ、共同で判断し学習課題内容の確認と理解を深めていく。このグループワークのスキルは、学生は身につけていると判断できる。しかしながら、これはTBLという方法論のスキルの深化であって、最も重要なことは、あくまでも周術期看護の理解と、そのことに対する興味や関心をもつことにある。よってここではTBLのなかに、本来の目的である周術期看護の理解を深めさせるためにチームで解を導き出しているということを忘れてはならない。

④学習課題達成の証拠

　学生が学習課題を達成できたと判断できるスキルやコンピテンシーは、TBLの個人の予習成果とチームでの学習成果（正答導き出しによる周術期看護の理解の深化と興味・関心の高まり）およびチームメンバーによる相互評価および貢献度評価となる。ここでのコンピテンシーの主眼となる証拠は、周術期看護であることを確認した。よって、学習課題達成の証拠は、TBLという教授方略の成功と、周術期看護の理解状況になる。これらが、ルーブリック作成の評価基準と評価観点の明示と明確化に関連していくことになる。

⑤学習課題で学生に期待する最高の水準と最低の水準

　学習課題において学生に期待する最高の水準は、第1に、シラバス全体の熟読に基づき、予習（個人ワーク）が充実しているかを確認できることである。次いで、それに基づくチームでの学習成果の確認（正答の導き出し）と共有である。ここでは、周術期看護において学生の間違いやすい点、どこにつまずいているのか、あるいは、学

表3 TBLのルーブリック評価表

学習課題：周術期の看護の事前課題への確実な取り組みとチームにおける学習の共有をとおして、周術期看護の理解を深め、興味・関心をもつ。

	評価観点／評価尺度	素晴らしい！ よく学習している	惜しい！ もう少し	もっとがんばろう
1	周術期看護の理解	手術前・中・後に必要な看護について、十分な根拠を示しながら理解できた	手術前・中・後に必要な看護について、根拠を示しながら理解できた（必要な看護がぬけていたり、十分な根拠を示せないところがあった）	手術前・中・後の看護について、根拠を示しながら理解しているとはいえない
2	学習課題の予習（個人ワーク）	学習課題について予習（個人ワーク）を必ず行い、なぜそれが重要なのかの理由や根拠も含め十分に学習した	学習課題について予習（個人ワーク）を行い、なぜそれが重要なのかの理由や根拠も含め学習したが、理由や根拠があいまいな箇所があった	学習課題について予習（個人ワーク）したが、手抜きして学習したため、なぜそれが重要なのか理由や根拠があいまいな箇所がいくつもあった
3	個人テストと自己採点メモ	「個人テスト」は、10分の制限内で余裕をもってでき、自己採点メモは的確にできた	「個人テスト」は、10分の制限内で行えたが余裕がなく、自己採点はやっとのことでメモした	「個人テスト」は、10分の制限内で行えないことがあり、自己採点をメモできないこともあった
4	「チームテスト」の議論による正答の導き出し	「チームテスト」では、積極的に発言し、メンバーの意見も十分に聞いて、議論を白熱させながら理由や根拠を確認してチームの正答を導き出した	「チームテスト」では、理由や根拠に自信がもてず積極的に発言したとはいえないときもあった。メンバーの意見を十分に聞くと、メンバーが言う理由や根拠が正しいような気がして、賛成してしまい、白熱した議論によってチームの正答を導き出したとはいえないときもあった	「チームテスト」では、理由や根拠に自信がもてず積極的に発言できなかった。メンバーが言う理由や根拠が正しいような気がして、安易に賛成してしまったため、白熱した議論によってチームの正答を導き出したとはいえない
5	スクラッチシートを使った正答の確認	スクラッチシートを使って正答を確認する際に1回で正答しなかったとき、再度メンバーと十分に議論して正答を確認した	スクラッチシートを使って正答を確認する際に1回で正答しなかったとき、再度メンバーと議論して正答を確認した	スクラッチシートを使って正答を確認する際に1回で正答しなかったとき、再度メンバーと議論せずに、正答を確認しようとした
6	チームメンバー貢献度	「どんな点で最も役に立ちましたか」「どういう点を改善すれば、もっと効果的なチーム学習ができるようになりますか？」という問いに対して、誠実に事実を記述し、「貢献度」は、メンバーの予習状況や発言内容、メンバーの意見を聞く、引き出す態度を的確に評価して点数としていた	「どんな点で最も役に立ちましたか」「どういう点を改善すれば、もっと効果的なチーム学習ができるようになりますか？」という問いに対して、誠実に記述し、「貢献度」は、メンバーの予習状況や発言内容、メンバーの意見を聞く、引き出す態度を評価して点数としていた	「どんな点で最も役に立ちましたか」「どういう点を改善すれば、もっと効果的なチーム学習ができるようになりますか？」という問いに対して記述し、「貢献度」は、メンバーがどのように貢献したかわからず、同じような点数をつけてしまった
7	学習への興味・関心	課題に対して十分な興味と関心をもって取り組んだ	課題に対して興味と関心をもって取り組んだ	課題に対して興味と関心をもって取り組まないところがあった

生相互において修正可能な箇所や学習の積み重ねがあるかなどがあげられる。一方で、最低の水準はTBLによって周術期看護の理解が深まらず、チーム学習もうまくいかなかった学生が該当する。

第2 Step：リスト作成

　この授業において学生に期待する内容は、「急性期看護援助論」のなかでも周術期における看護について、時間軸を主軸に据えて理解を深めることである。さらに、

TBLという手法を用いることで、能動的な学習方法を期待しつつ講義ごとに学習課題の意図やその問題の正答となる根拠の確認をし、なぜそのときその看護をするのかという知識や理論の確認によって理解を深めているかについて考えていきながら、これらがリスト化されていった。

第3 Step：グループ化と見出しづけ

本授業の焦点は、TBLという教授方略に基づいた展開が特徴である。その中心は、個人学習である予習から、チーム学習へ進み、相互評価を行うことにある。よって、評価観点となるためには、学習者の行動の要素から観点となるものを抽出し表現した。第2 Stepでリスト化されたものは、おのずとTBL教授法がグループ化され、見出しづけされることになった。すると7評価観点が導き出された。グループ化において、周術期看護については前面に出なかったが、この段階では、評価基準となるパフォーマンスの特徴の内容に含まれるのでよしとして、次の第4 Stepに進んだ。

第4 Step：表の作成

ここでは到達目標および学習内容に立ち返り、各要素を再確認した。最終的に3評価尺度とし3×6評価観点のルーブリックの外枠ができ、TBLを用いた特徴的なルーブリックになった。評価観点は、学習者の行動に基づいて、個人学習（予習）→チーム学習→答え合わせ（スクラッチシート）→チームメンバーの貢献度→興味・関心→達成感へと進むことで思考の流れを途切れさせないようにした。しかし、「評価観点」の達成感は、学生は自己評価できるが、教員が学生の達成感を外観から評価することは困難である。ルーブリックは教員と学生の両者がそれぞれ評価することで、学生への即時的フィードバックにもなるものでなければならない。そのことに思い至り、ルーブリックの「評価観点」から達成感を除外して6評価観点にすることにした。その後、マトリックスに入る言葉を考えて表の案が完成した。完成した案となるルーブリックを見直してみると、TBLという教授方略の学びを評価するルーブリックになっており、肝心な周術期看護の理解を評価するものがないことに気づいた。案では6評価観点になっていたので、「周術期看護の理解」を評価観点に加えて、最終的に3×7のルーブリックとなった（表3）。ルーブリック評価を行う時期は、授業の中間期で1回、最終回の1回とし、計2回行うことにした。

ルーブリック作成時のポイント

①シラバスで到達目標4点と学習内容を再確認後、学習課題を「周術期の看護の事前課題への確実な取り組みとチームにおける学習の共有をとおして、周術期看護の理

解を深め、興味・関心をもつ」とした。これにより、学習者が何を学び、具体的行動としてどのようなことを行うのかを再確認できると考える。

②ルーブリック作成において、教授方略であるTBLに重点をおき、本質的な学びである周術期看護の知識や理論を獲得させることが薄れていた。TBLのような特徴ある教授方略を用いるときはその方略に注目しがちとなるが、到達目標および学習内容に立ち返り、本来の学びを評価するルーブリックを作成する必要がある。

③評価基準となる尺度は、区別が考えられやすい3尺度を設定した。本授業においては、時間外学習を必ず求めていることから、「素晴らしい！よく学習している」を最高水準として表現した。次いで、「惜しい！もう少し」「もっとがんばろう」とした。この表現とすることで、学習者の学習意欲を刺激し、できるだけ意欲の持続可能な表現となることを期待した。

④評価観点は結果的に7つの要素で設定できた。学生の学習内容に関する観点、TBLという具体的学習方略に関する観点、学習者に期待する興味・関心を高める観点となった。

⑤TBLという教授方略を用いたため、評価する段階で個人学習（予習）およびチーム学習が想起でき、スクラッチシートや貢献度評価などにより具体的なフィードバック可能な表現方法になるようにした。

実際の展開を終えて

（1）予習と解答、スクラッチシートの活用、そして復習へ

「急性期看護援助論」の授業は、学生の学習スタイルが「受動的から能動的」になることを主眼に置きながら実践した。個人学習の感想から、「予習は確実に行うことが大切」「考えたことや意見は自信をもって発言することが重要」「予習してきたからこそ授業に活かせた」「検査データの数値の正常・異常を覚えておこうと思った」「FBS、CRPやJCSなど略語に弱いことがわかったので、看護に必要な略語を学習しなければならない」「復習をしっかりしたい」などの意見があり、学習への意気込みが感じられた。また、TBLの感想からは、「予習ができていたから、みんなで意見交換でき、いい話し合いができた」「みんなで納得して答えを導き出せた」「回数を重ねることで正答が多くなっていった」「スクラッチシートで、1回で正解（G）が出てきたときは、とても嬉しかった」「メンバーの自己学習（予習）がチーム学習に活かせて、面白かった」などの意見があり、TBLの効果がうかがえた。

時間外学習（予習）を設定することで、提示されている箇所の予習を確実に行ってくる学生は、積極的に学び、考え、意見を述べることができていた。それ以外にも、「楽しく学べた」「この授業方法は勉強になった」「予習もしようと思った」など、到

達目標に表現している興味・関心をもって授業に臨んでいることが推測できた。TBLで行った「急性期看護援助論」での学びが、学生の復習の習慣化につながる期待ももてた。

（2）ルーブリックを使用した評価

「急性期看護援助論」の授業での学びの評価にルーブリックを用いることにしたことから、ルーブリックの構成要素である「学習課題」「評価観点」「評価尺度」「評価基準となる典型的なパフォーマンスの特徴の記述」を考えることができた。その結果、「学習課題」にそって学習していくことで学生の学びも深まっていることが実感できた。苦心したのは、「評価基準となる典型的なパフォーマンスの特徴の記述」をどうするかであり、ここで相当悩んだ。悩んだ理由は、教員としてTBLとルーブリックを確実に、かつ十分に理解していないところもあったことが要因かもしれない。このルーブリックは、使用しながら改善していく予定である。

学生には授業開始時のガイダンスにおいて、ルーブリックを用いてTBLで行う授業を評価することを説明していた。実際に使用してみると、学生からルーブリックに関する質問はなく、TBLに熱心に取り組んでいたためか、多くの学生が「素晴らしい！よく学習している」と評価して○をつけ、達成感があり、満足感がうかがえた。学生の周術期看護に対する抵抗感をやわらげ、興味・関心を高めていることを実感した。

TBLは、個人ワーク（予習）とチーム学習で成立するが、評価はルーブリックで行い、個人ワーク（予習）：10％、チーム学習：60％とシラバスに記している。都合よく、「評価観点」ごとに、評価の最高の水準である「素晴らしい！よく学習している」を10点にすれば、合計70点の評価表となるルーブリックであった。多くの学生が、70点を獲得したことはいうまでもない。

TBLの利点と課題、ルーブリックの効果

（1）学習の転移の考慮とTBLの利点と課題

科目「急性期看護援助論」の学習では、前提条件として、「解剖学・生理学」や「病理学」「疾病の成り立ちと仕組み」などのいわゆる専門基礎科目の知識を獲得していることがあげられる。そのうえに、基礎看護学の学習と「成人看護学概論」を踏まえた学習になるように組み立てていかなければならない。問題は、既取得科目内容をいかに積み上げ、学習の転移を図り、学生の学習継続を発展的に維持していくかということであろう。単純から複雑へ、1年次から2・3年次へというカリキュラム全体の検討も必要になる。

本授業に教授方略としてTBLを活用したことで、学生の主体的かつ能動的な学び

を引き出し、チーム貢献度も高く、好成績となっていた。今後の課題として、授業展開における時間管理と教員の労力の軽減があげられる。

(2) ルーブリックの効果

　TBLを授業方略として展開した科目「急性期看護援助論」をルーブリックで評価したところ、学生からは「即時的フィードバックができて良い」「どこを努力すれば良い評価が得られるのかが、事前にわかっているので、学習に意欲的に取り組めた」という感想が得られ、ルーブリックによる効果も実感できた。

　TBLで「急性期看護援助論」の授業を展開し、その評価にルーブリックを使用したことで、学生の学習意欲を刺激し、学習の動機づけとなったことが推察された。ルーブリックの利点とされている評価の公平性と即時的フィードバックが行えたことが、学習効果となっている。通常、学生が多人数の場合（今回は100名強の学生が対象であったが）、評価の公平性を担保することや即時的フィードバックを行うことは難しい。しかし、ルーブリックによって、学生たちに即時的フィードバックとして学びを認識させることができたことは収穫であった。成人看護学の急性期看護はカリキュラム上、難易度の高いところに位置づく科目である。今後とも、よりアクティブ・ラーニングが形成されるようなTBLを行うとともに、評価にルーブリックを活用して、学生に即時的フィードバックを行いつつ、ルーブリックのさらなる改善に向けて思考していきたいと考えている。

【引用文献】
1) Micharelsen L. K.,Knight A.B.,Fink L.D.,："Team-Based Learning：A Transformative Use of Small Groups in College Teaching,",Stylus Publishing, Sterling, pp.7-27, 2004.

[成人看護学]

4 慢性期看護学:「糖尿病看護論」糖尿病患者指導に関するルーブリック

　慢性期看護学は、慢性疾患をもつ人の健康課題とその援助方法について理解し、実践する能力を学習する科目である。本稿で取り上げる「糖尿病看護論」は、慢性期看護論について学び、慢性期看護学実習終了後、糖尿病の療養支援に関心をもつ学生が選択する統合科目として位置付けている。

　シラバス（表1）に示す授業概要には、「糖尿病の医療・看護では、慢性疾患特有の問題とは別に糖尿病特有の部分が大きい。糖尿病患者は、生涯にわたり自己管理を継続する必要がある。加齢や血糖コントロールの変化に応じて生活の再調整を繰り返しながら病気と共存する患者の自己管理を支援することは非常に重要な看護ケアである。本講では、糖尿病患者特有の自己管理について概説し、糖尿病患者に対する生活指導の実際を学修する」と記載している。講義と個人ワークおよびグループワークを繰り返し、生活指導案を作成し、ロールプレイを実施することで、患者と看護者の両方の視点から評価することを目指している。

　到達目標は、「知識・理解」「思考・判断」「技能・表現」「態度・関心」の観点別に分けている。「知識・理解」では、保健統計に基づく糖尿病の動向および糖尿病の治療と自己管理について概説できることをあげている。「思考・判断」では、糖尿病の生活指導について、対象者に応じた方法を修得できることを目指す。また、「技能・表現」では、糖尿病の治療と自己管理について専門用語を使って説明できることと、糖尿病の治療について対象者にわかりやすく説明できることを明記した。さらに「態度・関心」では、糖尿病特有の看護ケアについて考えを深めることができるとした。

　生活指導案の作成にあたっては、一般的な内容ではなく実践可能な指導内容およびわかりやすい表現方法を検討し、臨地実習における体験からの学びを反映したものにする。作成した生活指導案については、臨地実習の体験をもとに意見交換し、患者の立場で評価する。

表1 科目「糖尿病看護論」シラバス

科目名	糖尿病看護論			
学期・曜日・時間	後期：火曜2限	専門科目（選択）	1単位	15時間
担当者	吉永純子			
対象学科	看護学科4年次			
授業概要	糖尿病の医療・看護では、慢性疾患特有の問題とは別に糖尿病特有の部分が大きい。糖尿病患者は、生涯にわたり自己管理を継続する必要がある。加齢や血糖コントロールの変化に応じて生活の再調整を繰り返しながら病気と共存する患者の自己管理を支援することは非常に重要な看護ケアである。本講では、糖尿病患者特有の自己管理について概説し、糖尿病患者に対する生活指導の実際を学修する。			
到達目標	1. 知識・理解：糖尿病をめぐる保健統計および動向について概説できる。 2. 知識・理解：糖尿病の治療と自己管理について概説できる。 3. 思考・判断：糖尿病の生活指導について、対象者に応じた方法を修得できる。 4. 技能・表現：糖尿病の治療と自己管理について、専門用語を使って説明できる。 5. 技能・表現：糖尿病の治療について、対象者にわかりやすく説明できる。 6. 態度・関心：糖尿病特有の看護ケアについて考えを深めることができる。			

	授業計画	授業形態	授業時間外学習
1	糖尿病をめぐる調査および保健統計	講義	国民生活基礎調査、患者調査などから最新の動向を概説する。
2	糖尿病治療と自己管理	講義	糖尿病治療の動向と自己管理について既習事項を復習する。
3	セルフマネジメント、行動変容に関する理論	講義	セルフマネジメント、行動変容に関する理論を予習する。
4	事例の作成と検討	個人ワーク・グループワーク	既習の知識と実習体験を基にオリジナルの事例（具体的な事例）を作成する。
4	健康問題の抽出と目標の設定	個人ワーク・グループワーク	作成した事例から健康問題を抽出し、看護目標を設定する。
5	生活指導内容の検討	個人ワーク・グループワーク	必要な生活指導を検討する。一般論ではなく、個別性を考慮する。
6	生活指導教材資料の作成	個人ワーク・グループワーク	必要な生活指導について、対象者の状況に合った実践可能な教材を作成する。
7	生活指導の実際	ロールプレイ	作成した教材を使ったロールプレイを練習する
8	糖尿病患者の自己管理について	まとめ	講義とグループワークをとおして糖尿病の自己管理について考えを深める。

評価方法	知識・理解：講義内容に関する筆記試験（30%） 技能・表現および態度・関心：課題作成とロールプレイ（ルーブリックで評価）（70%）
担当教員からのメッセージ	臨地実習終了後、体験を基に糖尿病患者の療養支援（生活指導）について考えを深め、具体的な看護ケアについて学修する選択科目です。
オフィスアワー	毎週金曜日の18：00～19：00（質問はメールでも受け付けますが、メール本文の最初に必ず学生氏名を書いてください。）

ルーブリック評価の導入の背景

　慢性疾患をもつ人は、自己管理（セルフマネジメント）が必要である。長期にわたる自己管理には様々な困難が伴い、病状の変化や進展増悪に応じて生活を再調整していくための支援は重要である。慢性疾患をもつ人にとって、適切な自己管理（セルフマネジメント）能力を獲得することは、非常に重要な健康課題である。セルフマネジメントのための知識・技術は、症状（シンプトン）マネジメント、サイン・マネジメントおよびストレス・マネジメントに分けられる[1]。

　臨地実習において、学生は服薬指導や食事指導などの生活指導を計画する機会が多い。慢性疾患をもつ患者のセルフマネジメントのために、既習知識をもとに教科書や参考書を調べ直し、時間をかけて指導用の資料を作成する。慢性疾患をもつ人にとって、より実効性のあるセルフマネジメント能力の獲得は重要課題である。そのなかでも、糖尿病患者は生活習慣、特に食事と運動について大幅な変更が求められる。今までの生活を見直し、血糖コントロールの安定と合併症予防のために生活を再調整しなければならない。学生は、受け持ち患者の情報を詳細にアセスメントし、焦点を絞って指導のための資料を作成する。初めて患者指導を計画する学生は、資料の作成に多大な時間と労力をかけた渾身の力作を受け持ち患者に提示し、患者からお礼の言葉をいただいて、実習が終了する。作成した指導用の資料については、実習記録のなかの自己評価にとどまり、現実的にどれほど有用であるかを検証したり、フィードバックして評価したりする機会を逸することが多い。

　ここでは、既習知識と実習体験をとおして得たことをもとに、生活指導の実際を振り返り、学内講義とグループワークからロールプレイを行った成果をルーブリック評価し、実習体験を再構築することを目標とする。

ルーブリック作成のプロセス：思考の4段階（4 Step）

　ルーブリックは、以下の4段階の手順で作成した[2]。学習課題は、以下の2段階に分けた。
①糖尿病患者の事例をあげて、必要な健康課題について、生活指導の資料を作成する。
　既習の知識と実習体験をもとにオリジナルの事例（具体的な事例）を作成する。
②作成した資料を使い、ロールプレイで生活指導を行う。

第1 Step：振り返り

　「糖尿病看護論」は、シラバスに記載しているように、臨地実習終了後の統合科目である。糖尿病は慢性疾患のなかでも、特に自己管理に困難が生じやすい。学生は臨

地実習で糖尿病をもつ人と出会うことが多いが、ほとんどの人は血糖コントロール不良の状態で、解決困難な状況が持続している。臨地実習では、受け持ち患者の問題解決に向けて、アセスメントを行い、生活指導を実施するが、資料が完成したことのみが評価対象になり、「患者指導のためパンフレットを作成し、パンフレットを手渡すことができて良かった」という資料の完成（作成）に対する評価で完結することが多い。

　生活指導の実際を患者の立場から評価することは少なく、学生どうしの評価では資料作成の労力と時間を認め合う形になりやすい。ロールプレイを取り入れることで、資料の説明を受ける患者からの評価と合わせることができるため、実施結果をフィードバックして具体的な実践力につながることが期待できる。

第2 Step：リストの作成

　リストの作成においては、シラバスに提示した到達目標をどのように具体化して評価するのかを検討した。特に「3．思考・判断：糖尿病の生活指導について、対象者に応じた方法を修得できる」「5．技能・表現：糖尿病の治療について、対象者にわかりやすく説明できる」について、どのような項目や内容、表現で評価するのかについてリストを作成した。

　学生どうしで、臨地実習における体験を想起しながら、患者の心情や生活の実際を想定した事例とそこから抽出する健康課題について検討する。その過程では、既習知識の統合が求められる。学生の個人ワークとグループワークをとおして、今までは漠然と「理解していたつもり」になっていたことを自覚し、糖尿病の治療と看護ケアを概説するために必要な評価項目と評価尺度について検討を重ねる。

　この段階は、今まで、教員から提示された事例や参考書などで解説される事例を読んで理解するだけの受動的な学習者であった学生が、自分たちの力で実際の患者に近い事例を作り、事例の情報の整合性を練っていくことで学習する過程である。

　具体的には、「対象者の糖尿病の設定が具体的である」「臨床症状と検査所見の整合性」「必要な情報が提示されているかどうか」「病歴の説明が具体的であるかどうか」「患者の心情や今までの病歴が考慮されているかどうか」「情報に偏りがないかどうか」「糖尿病患者に多い重要な健康問題を取り上げているかどうか」「（学生の）自分たちにとって都合の良すぎる状況になっていないかどうか」「提示した情報から導くことのできる健康問題かどうか」「生活指導の内容が具体的で実施可能かどうか」「専門用語の使い方と説明について」などの項目がリストにあげられた。

第3 Step：グループ化と見出しづけ

　類似の項目をまとめ、整理し、分類し、見出しをつけた。評価観点は、「①糖尿病

患者の事例をあげて、必要な健康課題について、生活指導の資料を作成する。既習の知識と実習体験をもとにオリジナルの事例（具体的な事例）を作成する」について4項目、「②作成した資料を使い、ロールプレイで生活指導を行う」について3項目作成した。

尺度は「達人レベル：非常によくわかる／実際に使いたい」「優秀レベル：よくわかる／真似したい」「初心者レベル：まあまあわかる／真似できる」「要修行レベル：ほとんどわからない／やり直してほしい」の4段階とした。

第4 Step：表の作成

リストを整理し、グループ化と見出しをもとに、内容が重複する項目はまとめ、評価観点と尺度をルーブリックの表に作成した。表は、2段階に分けた課題ごとに作成した。表2を「事例の作成と資料の作成のルーブリック」とし、表3を「ロールプレイで実施した生活指導のルーブリック」とした。尺度は、「達人レベル：非常によくわかる／実際に使いたい」を基準にして、不足している箇所に下線を引き、修正すべき箇所がわかるようにした。

以上の手順でルーブリックを作成した。

ルーブリック作成時のポイント

（1）評価の視点

患者と看護者の両面から評価の視点を考えた。生活指導を実施する機会は多いが、一般的な項目を網羅することで、盛りだくさんの内容になりやすい。患者にとって、生活指導の資料は、受け持ち学生からの気持ちのこもった記念品のようになってしまうことがある。今回は、患者の立場からの基準を作成し、資料内容や表現についての客観的な評価を試みた。

（2）評価項目

評価を考える過程のなかでは、求めることが増え、評価項目がどんどん細分化しやすい傾向にあった。共通する内容を整理し、細かすぎる項目になってしまうことを避けた。

（3）評価尺度の記述

評価尺度の段階をいくつの段階にするかは重要である。今回も3段階から5段階まで迷ったが、3段階では「良い」「普通」「悪い」となり、ほとんどが「普通」という評価になることを避けるため4段階とした。

表2 事例の作成と資料の作成のルーブリック評価表

学習課題：①糖尿病患者の事例をあげて、必要な健康課題について、生活指導の資料を作成する。既習の知識と実習体験をもとにオリジナルの事例（具体的な事例）を作成する。

	評価観点／評価尺度	達人レベル：非常によくわかる／実際に使いたい	優秀レベル：よくわかる／真似したい	初心者レベル：まあまあわかる／真似できる	要修行レベル：ほとんどわからない／やり直してほしい
1	事例の作成（20点）	□対象者の糖尿病の設定が具体的である □臨床症状と検査所見に整合性がある □事例の理解のために必要な情報が提示されている □病歴の説明が具体的で現状に合っている （20点）	□対象者の糖尿病の設定が具体的である □臨床症状と検査所見に整合性があるが、情報が不足している □病歴の表現に使用した専門用語に誤りがない （16点）	□対象者の糖尿病の設定が具体的である □臨床症状と検査所見が合わない箇所がある □病歴の表現に使用した専門用語に誤りがある （6点）	□対象者の糖尿病の設定が示されていない □臨床症状と検査所見がまったく合わない □病歴の表現に専門用語がまったく使用できていない （0点）
2	健康問題（10点）	□糖尿病患者に多い重要な健康問題を取り上げている □作成した事例と整合性のある健康問題を設定している □提示した情報から導くことのできる健康問題である （10点）	□糖尿病患者に多い重要な健康問題を取り上げている □作成した事例と整合性のある健康問題を設定している □提示した情報から健康問題を導くための情報が不足している （8点）	□糖尿病患者に多い重要な健康問題を取り上げている □作成した事例と健康問題に整合性が不足している □提示した情報から健康問題を導くための情報が不足している （3点）	□糖尿病患者特有の健康問題が示されていない □作成した事例と健康問題に整合性がない □提示した情報から導くことのできない健康問題である （0点）
3	生活指導内容（20点）	□内容に誤りがない □生活指導の内容が具体的で実施可能な内容である □明確な根拠に基づいた内容である □内容に偏りがなく、必要事項が入っている （20点）	□内容に誤りがない □生活指導の内容が具体的で実施可能な内容である □明確な根拠が不足している □内容に偏りはないが、必要事項が欠けている （16点）	□内容に誤りがない □一般的な指導内容で個別性が不足している □明確な根拠が不足している □内容に偏りがある （6点）	□内容に誤りがある □生活指導の内容が具体的に示されていない □根拠が示されていない （0点）
4	生活指導の表現方法（10点）	□専門用語に注釈や説明がある □誤解がない表現を工夫している （10点）	□専門用語に注釈や説明がある □一部に誤解されやすい表現がある （8点）	□専門用語に注釈や説明が足りない □表現方法が単調で最後まで読むことが難しい （3点）	□専門用語に注釈や説明がまったくない （0点）
	合計（得点）	点/60点			

特に真ん中の2段階「優秀レベル：よくわかる／真似したい」「初心者レベル：まあまあわかる／真似できる」については配点に差をつけた。

（4）評価観点の妥当性の担保

表を作成後、表現方法や項目については、誤解がないかどうかを試用して検討した。

表3　ロールプレイで実施した生活指導のルーブリック評価表

学習課題：②作成した資料を使い、ロールプレイで生活指導を行う。

評価観点 / 評価尺度	達人レベル： 非常によくわかる／ 実際に使いたい	優秀レベル： よくわかる／真似したい	初心者レベル： まあまあわかる／ 真似できる	要修行レベル： ほとんどわからない／ やり直してほしい
5　話し方 （10点）	□伝えようという熱意が感じられる □声の大きさ □話す速度 □表情 すべてが適切にできている （10点）	□伝えようという熱意が感じられる □声の大きさ □話す速度 □表情 できている （8点）	□伝えようという熱意があまり感じられない □声の大きさ □話す速度 □表情 少し練習と改善が必要 （3点）	□伝えようという熱意がまったく感じられない □声の大きさ □話す速度 □表情 かなり練習が必要 （0点）
6　説明の仕方 （20点）	□資料に沿って説明できる □話を進める時に相手が理解できたかどうかを確認している □必要時に補足説明を加えている （20点）	□資料に沿って説明できる □話を進める時に相手が理解できたかどうかを確認している □準備した内容のみの説明で、必要時も補足がない （16点）	□資料に沿って説明できる □話を進める時に相手が理解できたかどうかを確認していない □補足説明がなく、質問に答えられない （6点）	□資料に沿った説明ができない □話を進める時に相手が理解できたかどうかをまったく確認していない □補足説明がなく、質問にまったく答えられない （0点）
7　生活指導の教材資料 （10点）	□対象者の関心を引く見栄えを工夫している □読んでみたいと思わせるレイアウトである □文字の大きさや配置、配色などを対象者の状況に合わせている （10点）	□対象者の関心を引く見栄えを工夫している □読んでみたいと思わせるレイアウトである □文字の大きさや配置、配色などが一部対象者の状況に合っていない （8点）	□対象者の関心を引く見栄えを工夫している □レイアウトに工夫が足りない □文字の大きさや配置、配色などを対象者の状況に合わせていない （3点）	□見栄えの工夫がない □レイアウトにまったく工夫がみられない □資料全体が読みにくい （0点）
合計（得点）	点／40点			

ルーブリックの利点と課題

　今回取り上げた「糖尿病看護論」では、疾患特有の健康問題および治療や療養に伴う健康問題を理解し、健康レベルに応じた看護活動を実施する能力を習得する。看護援助として、教育的支援、生活指導を立案する機会が多く、看護学生が臨地実習のなかで生活支援を行うことが多い。臨地実習における看護ケアの体験をもとに実践を振り返ることは、学生の実践力向上に役立つと考えられる。

　到達目標のすべてをルーブリックで評価することは難しいため、「知識・理解」である「糖尿病をめぐる保健統計および動向」「糖尿病の治療と自己管理」の確認は筆記試験を実施した。

　貴重な臨地実習体験をしながらも、学ぶべき項目が多く、過密になりがちなカリキ

ュラムのなかでは、臨地実習終了後に十分な振り返りの時間を確保できない現状がある。貴重な体験からの気づきや学びが、学生のなかで整理されないまま時間の経過とともに薄れることは少なくない。実際の看護実践場面をもとに個人ワークとグループワークで再構築した看護ケアを辿ることは学習効果を高める。さらに、患者と看護者の役割を交代しながら、実践を振り返り、自分たちの考えるルーブリックで評価することで、学生自身が高め合う力になると期待できる。

今回は、4年次の統合科目で選択科目にルーブリックを取り入れることを決め、講義内容（シラバス）を見直し、授業概要を組み立て直した。ルーブリック作成には時間と労力がかかったが、手順を踏まえて作成すれば学生が自ら学ぶ力を育む高い学習効果が期待できる。今後は、必修科目のなかにも取り入れていきたいと思う。

【参考文献】
1) 安酸史子, 鈴木純恵, 吉田澄恵編：ナーシング・グラフィカ 成人看護学 (3) セルフマネジメント, 第3版, メディカ出版, 2015.
2) ダネル・スティーブンス, アントニア・レビ著, 佐藤浩章監訳：大学教員のためのルーブリック評価入門, 玉川大学出版部, 2016.

[成人看護学]

5 周術期患者の離床に関する教育指導を評価するルーブリック

　成人看護学のうち、本稿では急性期の患者指導に関するルーブリックについて述べる。

　近年、平均在院日数が短くなり、急性期病院では7～10日の場合も珍しくない。そのような現場で、臨地実習を行う学生が短期間で患者を理解し、その患者に必要となる看護を考え、判断し、提供することは容易なことではない。手術や麻酔、侵襲と生体反応、周術期看護の知識を前提に、学生はまず手術を受ける患者に対する態度（関心・意欲）を整え、起こりうる問題をアセスメントし（思考・判断）、実際に看護介入を実践する（技能・表現）ことになる。短期間で高いレベルの能力を求められる学生にとって、臨床現場に出る前の準備は大きな学習機会となる。

　本稿では、学生が臨床現場に出る前の準備の一つとして、周術期患者の離床に関する教育指導に関するルーブリックを教員と臨地実習指導者の共同で作成したプロセスとその成果について紹介する。

ルーブリック評価導入の背景

　本稿で紹介する「急性期看護学実習」は、3年次後期から4年次前期にかけて履修する領域別実習の一つである。2年次後期の「急性期看護援助論」や3年次前期の「クリティカルケア看護論」での学習内容をもとに、学生は原則として手術患者を担当し、その患者に必要な看護を提供することになる。今回のルーブリック評価導入の背景には、学生の学習深度や看護過程展開習熟度が本実習の履修時期により差異がみられること、入院患者の在院日数の短縮により、学生は手術後急性期の学びの後、速やかに退院後の生活に向けた支援も体験すること、学生と教員の実習評価にずれが生じること、などが理由としてあげられる。

　学生自身が短期間で適切な看護介入を実践するために役立てられるように、目標達成へのプロセスが明確になるルーブリック評価を学内演習と病棟実習の一部に導入した。本稿では、手術後患者の離床に関する教育指導に焦点を当てた。また今回は、急性期看護学実習の学生指導に携わる教員と臨地実習指導者（大学での教育経験のある

臨床教員を含む）の共同でルーブリック評価表の作成を行った。

ルーブリック作成のプロセス：思考の４段階（4 Step）

　ルーブリックは学習課題、評価観点、評価尺度、評価基準から構成されている。まずは、学習課題を設定し、次に評価観点を定めることになる。まずは、学習課題の設定について考えてみる。

第1 Step：振り返り

①シラバスに記載した実習内容および学習課題の明確化

　本実習は、「急性期にある人の看護」「周術期にある人の看護」「重篤な状態にある人の看護」を学習する（**表1**）。手術後患者への教育指導は、「周術期にある人の看護」において「手術前および手術後の看護を実践する」の「早期離床・生活機能の回復を促進するための援助を実践する」に該当する。そのうち、「生活機能の回復を促進するための援助」は、手術により臓器やその機能を喪失した患者の回復促進を目指し、食事管理やストーマ管理、尿失禁予防、手術後の運動機能回復のためのリハビリテーション、人工股関節脱臼予防のための生活指導など、多岐にわたる援助が含まれる。そのため、教員と臨地実習指導者で相談した結果、周術期にある人の看護において多くの学生の体験として共通する「早期離床を促進するための援助を実践する」を、学習課題として設定することにした。

②ほかの臨地実習や授業科目と学習課題との関連

　本実習までに、学生は基礎看護学実習ⅠとⅡはすでに終えており、実習時期にもよるが領域別実習の一部を体験している。よって、成人期の周術期患者は未体験であっても、手術を受ける患児を担当している場合もある。学生が積み重ねてきた実習体験は、対象が異なったとしても大きな学びの基礎となりうる。また、急性期看護援助論においては患者の全身状態の観察や離床を促進するための援助を学び、フィジカルアセスメントの授業でも実地体験を終了している。ほかの臨地実習や授業科目の内容と学習課題との関連について、臨地実習指導者と確認を行った。

③学習課題完成のための学生のスキルとコンピテンシー

　机上で学習した知識や技術を臨地で活用することは、専門領域を問わず課題となる。特に、臨地実習指導者は大学での学習内容や深度について、教員ほど熟知していない。そこで、本実習において「早期離床を促進するための援助を実践する」ための学習は学内で終了しており、学生はスキルとコンピテンシーを有することを確認し

表1　科目「急性期看護学実習」シラバス

科目名	急性期看護学実習			講義形態	
学期・曜日	3年後期～4年前期 3週間（月～金）	専門／必修	3単位	実習（135時間）	
科目責任者	福田和明				
対象学科	看護学部看護学科3年次～4年次				
授業概要	手術療法および集中治療を受ける対象を理解し、生命の維持と生活機能の回復に向けた看護援助が実践できる能力を修得する。ここでは、以下の項目に関して学習する。 ・急性期にある人の看護 ・周術期にある人の看護 ・重篤な状態にある人の看護（ICU・CCU、救命救急センターにおける看護）				
到達目標	1. 急性期にある人の看護 　・変化する症状に応じた日常生活援助を実践できる。 　・突然の入院や症状増悪に伴う患者の反応に応じた支援ができる。 2. 周術期にある人の看護 　・術前にある患者の心身の準備状態を整えるための支援ができる。 　・患者に起こりうる合併症を考え、予防のための援助ができる。 　・術後の身体的苦痛を緩和するための援助ができる。 　・手術室の環境や看護の実際を説明できる。 3. 重篤な状態にある人の看護 　・ICU/CCUおよび救命救急センターの特徴と役割を説明できる。 　・生命の危機的状態にある患者の安全・安楽を考えた看護援助を説明できる。				

	授業計画		授業形態	授業時間外学習
1	ガイダンス		講義	学内演習と見学実習の予習
2	第1週3日間 学内演習（救命処置・術直後の全身状態の観察・離床の援助）		演習	学内演習の復習 見学実習の予習
3	第1週2日間 見学実習（救命救急センター・集中治療室）		実習	見学実習の評価 病棟実習の予習
4	病棟実習（第2～3週）　10日間		実習	病棟実習の復習 まとめ

評価方法	実習目標の達成度（ケアの実践や実習記録内容含む）：60％（知識・理解）（思考・判断）（技能・表現） 実習終了後のケースレポート：10％（思考・判断）（技能・表現） 学内演習関連資料および演習計画および演習後のレポート：10％（知識・理解）（思考・判断）（技能・表現） ※なお、学内演習では「早期離床を促進するための援助を実践する」という学習課題について、ルーブリック評価を実施する。 見学実習計画および見学実習後のレポート：10％（知識・理解）（思考・判断）（技能・表現）
備考	急性期看護援助論、クリティカルケア看護論の発展的科目です。
オフィスアワー	第1週の学内演習および見学実習時：16：10～17：00 第2～3週の病棟実習時：16：30～17：00　質問はメールで適宜、受け付ける。

た。さらに、たとえば術後疼痛のために離床が遅れてしまった患者への援助などを実施する際には、学内での学習内容をもとに応用する力が学生には求められることも確認した。

④学習課題達成の評価観点の検討

　学生が「早期離床を促進するための援助を実践する」という課題の達成度を評価するための項目を検討することになる。そのため、教員と臨地実習指導者で実際の実習

で体験した、学生の患者指導において気になる問題について議論した。

⑤評価尺度の明確化

評価尺度は、「十分に満足できる」「満足できる」「おおむね満足できる」「努力を要する」「評価対象外」の5段階尺度とした。なお、「評価対象外」については、離床を促進するための援助ばかりでなく、離床に関する学習を行っていない者が該当する。

第2 Step：リスト作成

このStepでは、学生の学習課題の達成度を評価するための根拠を作成することになる。「早期離床を促進するための援助を実践する」という学習課題については、離床前・離床時・離床後の患者の観察やアセスメントを実施しているかどうか、患者の離床を安全に実施できるかどうかが重要となる。この学習課題の達成度を評価するための根拠については、実習病院の医療安全に関する資料なども参考に議論した。

まず、離床前・離床時・離床後の観察やアセスメントについて、教員や臨地実習指導者が実際に体験したケースを提示し、議論した。ここでは、バイタルサイン測定はできるがその値と患者の全身状態を関連づけることができず、離床可能かどうかの判断が難しいケースや、離床を進める際に必要となる観察項目をあげることができないケース、逆に、術後合併症と全身状態の観察を関連づけて考えることができるケースなどの意見が出た。

次に、離床を安全に実施することについても同様に、教員や臨地実習指導者が意見を提示し、議論した。ここでは、臥位時と起座位時の血圧変動が大きいことの意味を考えられなかったケース、端座位時の付き添いが不十分であったケース、歩行時の付き添いが適切でなかったケース、気分不良が出現した際の対応が適切でなかったケースなどの意見が出た。

以上の議論の結果、徐々に根拠の候補となる項目がリスト化され、21項目となった。

第3 Step：グループ化と見出しづけ

リスト化された21項目について、学内演習における重点目標を確認し、離床のための援助の流れに沿って整理し、グループ化した。その結果、評価観点は7グループ21項目となった。当初、患者の離床の促進要因や阻害要因を考慮したうえで援助を行うことについては考えていなかった。しかし、本実習の学習課題である「早期離床を促進するための援助を実践する」を達成するためには、単に離床の援助を実践できればよいわけではなく、"早期離床を促進するための援助"が重要であると教員と臨地実習指導者との間で合意形成できた。そこで改めてリスト化された項目を検討しなおし、修正を行った。

次に、グループの見出しづけを行った。ここでも学内演習における重点目標を確認し、簡潔かつ明瞭であることを意識しつつ、文章の長さにはこだわらず、ネーミングを行った。全体で100点満点とすることとし、評価尺度は5段階尺度としたため、傾斜配点となった。

第4 Step：表の作成

評価観点は7項目となったが、離床の援助は時間の流れに沿って実施していく特徴があると同時に、1つの観点に評価したい内容が複数存在する。そのため、評価基準をシンプルなチェック項目で表現することが困難であった。そこで、無理をせず、評価基準を文章化していった。ただし、右端の欄にその観点で評価すべきポイントを記載するようにした。

まず、5段階とした評価尺度のうち、最高水準の「十分に満足できる」と最低水準の「努力を要する」（**表2**では「評価対象外」が最低水準）について評価基準を作成することにした。通常、「最高水準」や「最低水準」に比べて、「中間水準」の記述は難しい。そのため、最初に「最高水準」と「最低水準」を設定した後、「中間水準」の設定を行った。しかし、バランスがとれた評価基準を設定するためには何度か修正する必要があった。また、ルーブリックは評価とともにフィードバックとしての機能が重要なため、できるだけ肯定的・建設的な表現とすることが望ましい。当初、「努力を要する」や「おおむね満足できる」の記述については、「〜できない」などの否定的表現としていたが、検討した結果、可能な限り肯定的表現とするように修正を行った。

以上のような手順にて、教員と臨地実習指導者で議論を行い、最終的なルーブリックを完成させた（**表2**）。

ルーブリック作成時のポイント

臨地実習に限らず、授業科目でもルーブリックの作成のためには、教員や臨地実習指導者が学生に何を学んでほしいか、学生にどのような臨地実習をしてほしいか、という明確なゴールが重要となる。特に臨地実習は患者や家族はもちろん、病院関係者の理解と協力のもとに行われるため、限られた学習機会で最大限の学びを得てもらうために、教員は何をすればよいのか、学生は何を学べばよいのかをお互いに明確にしておくことが必要不可欠な準備といえる。ルーブリックはその準備を行うための良い材料となる。

今回、教員と臨地実習指導者との間で様々な実習場面での体験を語り合うことで、問題意識を共有しながら、本実習でのゴールの明確化をはかることができた。この経

5 成人看護学：周術期患者の離床に関する教育指導を評価するルーブリック

表2　周術期患者への離床に関する教育指導のルーブリック評価表

学籍番号　　　　　氏名

学習課題：早期離床を促進するための援助を実践する。

	評価観点＼評価尺度	十分に満足できる	満足できる	おおむね満足できる	努力を要する	評価対象外	ポイント
1	担当患者の離床の目的・重要性および離床ケアの条件の考察（20点）	一般的な離床の目的・効果および離床ケアの条件の系統的な学習をしたうえで担当患者への適用を考察し、臨んでいる（20点）	一般的な離床の目的・効果および離床ケアの条件の系統的な学習はしているが担当患者への適用については学習する必要がある（15点）	一般的な離床の目的・効果および離床ケアの条件の学習がさらに必要であり、担当患者への適用も学習する必要がある（10点）	一般的な離床の目的・効果および離床ケアの条件を学習する必要がある（5点）	まったく離床に関する学習をしていない（0点）	□離床の目的 □離床の効果、重要性 □離床ケアの条件
2	担当患者の離床ケアの条件と離床の指示の確認および方法や歩行範囲の打ち合わせの実施（10点）	担当患者の離床の指示・麻酔からの覚醒状態・術後の疼痛コントロールの状況を確認したうえで、看護チームで検討している（10点）	担当患者の離床の指示・麻酔からの覚醒状態・術後の疼痛コントロールの状況は確認しているが、方法や歩行範囲の打ち合わせを行う必要がある（7点）	担当患者の離床の指示は確認しているが、麻酔からの覚醒状態・術後の疼痛コントロールの状況の確認、および方法や歩行範囲の打ち合わせを行う必要がある（5点）	離床ケアの条件および麻酔からの覚醒状態・術後の疼痛コントロールの状況の確認、方法や歩行範囲の打ち合わせについて学習する必要がある（1点）	（0点）	□離床の指示の確認 □麻酔からの覚醒状態・術後の疼痛コントロールの状況の確認 □離床方法・歩行範囲
3	担当患者の全身状態の観察と離床ケアの準備（20点）	担当患者の全身状態（呼吸の状態、顔色、胸部症状、バイタルサイン、疼痛の状態等）の観察とベッド周囲やチューブ・ルート類の整理を行い、離床できる状態と判断した場合は患者に離床の目的・方法を説明し、離床ケアの準備を行うことができる（20点）	担当患者の全身状態（呼吸の状態、顔色、胸部症状、バイタルサイン、疼痛の状態等）の観察とベッド周囲やチューブ・ルート類の整理を行い、離床できる状態と判断した場合は患者に離床の目的・方法を説明できるが、離床ケアの準備を学習する必要がある（15点）	担当患者の全身状態（呼吸の状態、顔色、胸部症状、バイタルサイン、疼痛の状態等）の観察とベッド周囲やチューブ・ルート類の整理を行い、患者に離床の目的・方法を説明することはできるが、離床の判断と離床ケアの準備を学習する必要がある（10点）	離床ケアを実施するために必要となる担当患者の全身状態（呼吸の状態、顔色、胸部症状、バイタルサイン、疼痛の状態等）の観察、患者への離床の目的・方法の説明、離床の判断、離床ケアの準備を学習する必要がある（5点）	（0点）	□全身状態の観察 □ベッド周囲・チューブ、ドレーン類の整理 □離床の可否の判断 □患者へのインフォームドコンセント □離床ケアの準備
4	担当患者の離床ケアの実施（20点）	臥位時と起座位時の血圧変動を確認し、症状が出現しないことを確認しながら安全に配慮して、段階的に離床ケアを進めることができる（20点）	臥位時と起座位時の血圧変動を確認し、症状が出現しないことを確認しながら安全に配慮しているが、段階的に離床ケアを進める必要がある（15点）	看護師や教員とともに臥位時と起座位時の血圧変動を確認し、症状が出現しないことを確認しながら、段階的に離床ケアを進めているが安全に配慮する必要がある（10点）	臥位時と起座位時の血圧測定と症状の出現の有無の確認は行っているが、安全への配慮や段階的な離床ケアについて学習する必要がある（5点）	（0点）	□臥位時と起座位時の血圧測定および変動の有無 □段階的な離床ケア

（次頁につづく）

(つづき)

	評価尺度 評価観点	十分に 満足できる	満足できる	おおむね 満足できる	努力を要する	評価 対象外	ポイント
5	離床時の異常所見出現時の対処 (10点)	離床時、血圧低下や眩暈等の自覚症状、顔面蒼白等の他覚症状が出現した場合、いったん中止し、安全に配慮しながら症状の観察・バイタルサインの測定・医師への報告をすることができる (10点)	離床時、血圧低下や眩暈等の自覚症状、顔面蒼白等の他覚症状が出現した場合、いったん中止し、症状の観察・バイタルサインの測定・医師への報告はしているが安全に配慮する必要がある (7点)	離床時、血圧低下や眩暈等の自覚症状、顔面蒼白等の他覚症状が出現した場合、いったん中止はしているが、症状の観察・バイタルサインの測定・医師への報告をする必要がある (5点)	離床時、血圧低下や眩暈等の自覚症状、顔面蒼白等の他覚症状が出現した場合の対処の方法について学習する必要がある (1点)	(0点)	□血圧低下や眩暈、顔面蒼白等の症状出現時の離床のいったん中止 □症状の観察 □医師への報告
6	担当患者の離床状況の確認および次回の離床時の援助の必要性と歩行範囲の判断 (10点)	担当患者の離床の状況(歩行状態、ふらつきの有無、全身状態の変化等)を確認し、次回の離床時の援助の必要性と歩行範囲を判断することができる (10点)	担当患者の離床の状況(歩行状態、ふらつきの有無、全身状態の変化等)を確認しているが、次回の離床時の援助の必要性と歩行範囲を判断する必要がある (7点)	担当患者の離床の状況(歩行状態、ふらつきの有無、全身状態の変化等)を確認し、次回の離床時の援助の必要性と歩行範囲を判断する必要がある (5点)	担当患者の離床の状況(歩行状態、ふらつきの有無、全身状態の変化等)を見ているが、次回の離床時の援助や歩行範囲に関連づけて考察する必要がある (1点)	(0点)	□離床状況の確認 □次回離床時の援助の必要性 □次回離床時の歩行範囲
7	担当患者の離床促進・阻害要因の明確化および離床促進の援助あるいは阻害要因回避の援助の実施(考察) (10点)	担当患者の離床の促進・阻害要因を明確化し、離床促進の援助あるいは阻害要因回避の援助を実施(考察)できる (10点)	担当患者の離床の促進・阻害要因を明確化しているが、離床促進の援助あるいは阻害要因回避の援助の学習をする必要がある (7点)	一般的な離床の促進・阻害要因は説明できるが、担当患者の離床の促進・阻害要因と離床促進の援助あるいは阻害要因回避の援助は学習する必要がある (5点)	一般的な離床の促進・阻害要因および離床促進の援助・阻害要因回避の援助について学習する必要がある (1点)	(0点)	□離床の促進要因および阻害要因 □離床促進の援助および阻害要因回避の援助
	合計(得点)					点	

験は、お互いの教育観や看護観を確認する良い機会となった。

　では、作成時の注意点を述べてみる。

(1) 評価基準の作成

　先にも述べたが、評価基準の作成においては、まず「最高水準」と「最低水準」の設定から開始することが重要である。その設定を終えなければ、「中間水準」が本当に「中間」といえるのかどうか、曖昧なものになってしまい、評価そのものの妥当性・適切性にも影響する。また、どうしても実習場面の体験を想起しながら議論した場合、学生に対し否定的な表現で評価する傾向に陥りやすい。よって、意識的に、可能な限り肯定的な表現の記述を心がけるようにした。たとえば、「××はできていない」とするのではなく、「○○はできているが××については再学習が必要である」といった表現を行った。学生に到達できている内容とそうでない内容を明確にすることで、

より具体的なフィードバックを伝えることができる。

(2) 評価観点の妥当性および適切性

　評価観点の妥当性および適切性を確認するためには、実際に活用してみることが必要となるが、評価観点と具体的な評価基準の一貫性を確認しておくことは重要である。評価基準の各水準の内容と評価観点として設定したものが合致するのかどうかについては、活用前に確認しておくことが前提となる。

　実際に活用した後は、ルーブリックを作成した教員や臨地実習指導者で意見交換をするのはもちろん、学生自身の意見も確認することが重要であり、その振り返りをとおしてさらに適切なルーブリックにつなげていくことになる。

ルーブリック使用による学び

　本実習3週間のうち、最初の1週間は学内演習と見学実習（救命救急センター・集中治療室）で構成される。そして、学内演習では救命処置や術後患者の事例アセスメントを踏まえた演習で構成されている。この演習には、①「術直後の患者の全身状態の観察」と②「早期離床を促進するための援助」が含まれている。今回、②の演習と第2週以降の病棟実習にてルーブリックを使用した。演習にはルーブリック作成にかかわった教員はもちろん、臨地実習指導者の一部も参加した。事前に学生に対し、ルーブリックに関する説明を行った。その後、学生全員が看護師役を体験できるように順次交代し、患者役と看護師役の学生以外はピア評価を行った。

　使用した学生からは、学内演習では学生が患者役をしており、チューブやルート類をはじめ忠実に術後患者を再現しているとはいえ、なかなかイメージを抱くことが難しかったという感想があった。また、机上で学習した離床の流れや注意点が頭に入っていても、順番に確認しながら行う必要があり、スムーズに援助をするのは難しかったという感想があった。しかし、学内演習で着実に離床の援助を習得するうえで、ルーブリックを用いて評価することは有効であったという意見もみられた。また、さらに学習を深めなければならない内容について、教員や臨地実習指導者だけでなく、学生からもピア評価を受けることができて明確になった、という意見もあった。

　病棟実習では、学生全員が離床を促進する援助を体験できたわけではないが、多くの学生が実践し、その後の評価にルーブリックを使用した。実際には、担当患者の手術の種類、全身状態や疼痛などを個別にアセスメントし、援助を組み立てる必要があり、多くの学生の緊張度は高かった。しかし、学内演習にて一度、離床の援助の流れを確認し、教員や臨地実習指導者から再学習を必要とする内容についてフィードバックを受けていたこともあり、学生からは演習で実施していてよかった、という感想が

多かった。

　一方、教員や臨地実習指導者からは、学生の学習を促進するための評価を行ううえで、確定した評価観点と評価基準があることの有効性を改めて認識したという意見が多かった。教員や臨地実習指導者が教育観や看護観、実習での学生のゴールを共有していれば、実践場面における学生評価に大きなずれが生じることはないと考える。たとえ実習指導経験年数や教育経験などの違いがあったとしても、共通のルーブリックがあることで評価の妥当性の向上につながるものと思われた。

ルーブリックの利点と課題

　今回は、教員と臨地実習指導者でルーブリックを作成したが、学生を交えて作成する方法もあったと思う。しかし、今回、長年臨地実習にて協力しあいながら学生への実習指導を行ってきた教員と臨地実習指導者との間で多くの意見交換を行い、学生の学びのゴールを共有できたことは大きな意味があったと考えている。

　ルーブリックの利点としては、評価する側と評価される側の両者に明確な学習ポイントを提示できること、複数の評価者による評価の妥当性の向上につながる可能性があること、ゴールを明確にすることで学生の意欲や達成感の向上に貢献すること、などがあげられる。

　今回、急性期看護学実習での1つの目標に関してルーブリックを作成し、おおむね好評であったが、実習全体の成績評価を行う際のルーブリックの作成が課題となる。その際、単にルーブリックを活用するだけでなく、ポートフォリオやカンファレンスなど、他の手段も同時に活用し、実習における学習プロセスの評価を行うことが求められる。

　臨地実習においては、学生が看護過程に関する記録に振り回されてしまい、道具である記録を自らの看護に活用できないことがある。ルーブリックについても同様のことがいえるのであって、ルーブリックを苦心して作成することが目的ではなく、学生や教員、臨地実習指導者が患者や家族のために同じ方向を目指して、質の高い看護を提供するための道具であり、教育の質を高める道具である、という認識が重要と考える。

　今回の試みもこれで終わりではなく、学生とともに過ごす臨地実習の現場がある限り、活用と改善を繰り返しながら前を向いて進んでいくことになる。

[成人看護学]

6 OSCEに関するルーブリック

　本稿では「看護学総合演習」の一部に含まれる客観的臨床能力試験（OSCE：Objective Structured Clinical Examination）について取り上げる。OSCEは医学部、歯学部、薬学部など6年制課程の学生が臨床実習に進む条件として制度として課せられているもので、医学部では社団法人医療系大学間共用試験実施評価機構が実施している。医学部のOSCEは、医療面接、胸部診察、呼吸音聴診など複数の課題が出題されている全国統一試験である。2017年現在、看護学教育では3年制教育、4年制教育など複数の教育体制が現存していることから、一律に制度化できない状況にある。このようななか、看護学教育においても臨地実習に進む要件としてOSCEを課す教育機関も増えつつある。それは、OSCEの果たす教育的意義が実感されるからである。

　ここで取り上げるOSCEは、3年次生が後学期の領域別臨地実習に入る前に受けることになっている。しかし、以前より評価の難しさが教員から指摘されており、学生からも不満の声があがっていた。そこで、2017年度のOSCE実施にあたり、ルーブリックを導入することとし、学修目標やシラバス等の見直しなどを行った。今回、「看護学総合演習」に位置づけられているOSCEに、「ルーブリック」を導入した試みについて紹介する。

ルーブリック評価導入の背景

　まず、「看護学総合演習」の科目の構成から説明する。「看護学総合演習」は、①紙面事例による病態の理解、②必要な看護の理解、③模擬患者に対するフィジカルアセスメントの実施、④必要な看護技術を考え提供することの4つで構成されている。①②に関しては、筆記試験によって理解度を確認しており、その筆記試験に合格した（再試験あり）学生が、③④に進むことができ、OSCEの評価を受けている。OSCEでは、年度によって、出題される事例の疾患は変更されるが、主にベッド上安静が必要な患者のコミュニケーションとフィジカルアセスメントを行う情報収集、アセスメントに基づく看護技術の提供として清拭を行うことを課している。つまり、①②の筆記試験と③④のOSCEは連動していることになる。このOSCEは5日間で約100名の学生が受験し、複数の教員が関与して評価している。

　これまでの学修目標は、「1. 患者に対してフィジカルアセスメントを用いながら

系統的に情報収集を行い、応用的事例の健康状態をアセスメントできる。2．患者の看護問題を明確にし、個別性のある看護援助を立案できる。3．導き出した看護援助を安全・安楽に留意して実施できる。4．各領域別臨地実習に向けて自己の課題を明確にし、課題解決の方法が理解できる」の4つであった。

　昨年まで実施してきたOSCEの問題点として、それぞれの評価項目を「できる」「できない」の2段階で評価を行っていたこと、何をもって「できる」と判断するのか基準が曖昧であったこと、それらの評価は複数の教員が行い、合否基準は各教員の判断に委ねられていたこと、合否の結果と短時間のフィードバックのみが行われていたこと、などがあった。その年度ごとに、OSCE自体の評価と評価方法の見直しなどを行ってきたが、課題解決には至らなかった。そこで、今回、OSCEの評価にルーブリックを導入することにしたので、その経緯を説明していく。

ルーブリック作成のプロセス：思考の4段階（4 Step）

第1 Step：振り返り

①シラバスに立ち戻り、シラバス全体と学習課題を見直す

　これまでのOSCEの学習課題は前述したとおり、学修目標に示している「3．導き出した看護援助を安全・安楽に留意して実施できる。4．各領域別臨地実習に向けて自己の課題を明確にし、課題解決の方法が理解できる」の2つであった。ルーブリックを導入するに際して、まず複数の教員でシラバスの再確認を行った。

　そこで、OSCEを受ける看護学生のレディネスとなる「基礎看護学実習」（コミュニケーション技術獲得レベル、看護展開レベルなど）を確認し、各領域の援助論は履修済みであること、領域別臨地実習前であることを考慮し、OSCEと関連し前提となる1～2の目標を見直し、次のように整理して修正した。「1．既習の知識を学びなおし、疾病や看護についての理解を深めることができる」「2．実習で必要なエビデンスに基づいた観察、その情報に基づくアセスメント、報告を行うことができる」。

　その後、OSCEの到達目標となる3～4を見直し、「3．アセスメントに基づき、安全面、倫理面に考慮した看護技術を提供できる」「4．各領域別臨地実習に向けて自己の課題を明確にし、課題解決の方法が理解できる」とした。授業概要等はシラバスに記載しているものを確認し、必要に応じて修正を行った（**表1**）。

②ほかの教授内容と学習課題との関係

　「看護学総合演習」は、3年次生の後学期から開始される領域別臨地実習を履修する前までの9月上旬に行われる。そのときには基礎看護技術、各領域の概論と援助論、

人体の構造と機能、病理学、病態疾病論などは履修済みである。つまり、それらの科目で習得した知識（理論）や技術を統合し、3年次の領域別臨地実習に臨む前に行われる科目である。また、この「看護学総合演習」の単位が認定されなければ、後学期から始まる領域別臨地実習を履修できないことになっている。そのため、領域別臨地実習に必要な課題を提示する必要があり、既習の知識（理論）や技術を統合する一つの集大成的な科目であることがカリキュラムの位置づけとしても明確なことを確認した。そして、その科目にOSCEが含まれていることを教員たちは再認識できた。

③学習課題完成のための学生のスキルとコンピテンシー

学生は、基礎看護学領域の科目のなかで、日常生活や診療に関する援助技術を学び、その他の領域の多くの科目では、シミュレーションを中心にした教育を受けている。ゆえに、シミュレーターであっても模擬患者であっても、情報収集を行い、アセスメントするという思考過程は習得できていると考えられる。また、「看護学総合演習」は集大成的な科目であり、かつ、単位認定されなければ臨地実習に臨むことができないことを学生は理解している。そのため学生はおのずと自己学習や自己練習を重ねている。このことは、これまで行ってきたように、学生のスキルやコンピテンシーを獲得させることと変わっていないと考えた。

④学習課題達成の証拠探し

これまでは学生の課題達成について、教員が評価項目に沿ってチェックリスト方式で一方的に評価をつけていた。その評価基準を統一させようと努力はしていたものの、特に、態度面や細かい技術については、まだまだ教員個人の考えや価値観による判断が大きく、ばらつきがあった。そのため、学習課題の達成に関して、評価基準を明確にする必要があることをOSCEに関与する複数の教員で確認していった。

⑤最高の水準と最低の水準の明確化

評価において課題達成の期待する最高の水準は、"新人看護師と比べて遜色ない程度にコミュニケーションが図れ、アセスメントして看護技術が提供できる"とした。評価の最低の水準は、評価すべてにおいて、"学生一人ではできない"とした。

以上のように、第1Stepの①～⑤の5つの作業を経て、学習課題の振り返りを行い、課題の明確化を行った。

第2 Step：リスト作成、第3 Step：グループ化と見出しづけ

次のStepとして本来のルーブリックでは、学修目標のリスト作成、グループ化と見出しづけを行う。しかし、今回紹介するOSCEでは、これまで使用していた既存の

表1 科目「看護学総合演習」シラバス

科目名	看護学総合演習	分野／選択・必修	単位数	講義形態
学期・曜日・時限	3年次 臨地実習開始前 1週間	専門／必修	2単位	筆記試験及びOSCE
担当者	臨床看護学講座の教員			
対象学科	看護学科			
授業概要	領域別実習の前段階として、これまでの既習の知識や疾病の理解度に関して筆記試験を行い、その理解度を再確認するとともに、それらの知識やフィジカルアセスメントによって得た情報を統合し、アセスメントする力と臨地実習で活用する看護技術に関して、客観的臨床能力試験（OSCE）を行う。			
到達目標	1. 既習の知識を学びなおし、疾病や看護についての理解を深めることができる。 2. 実習で必要なエビデンスに基づいた観察、その情報に基づくアセスメント、報告を行うことができる。 3. アセスメントに基づき、安全面、倫理面に考慮した看護技術を提供できる。 4. 各領域別臨地実習に向けて自己の課題を明確にし、課題解決の方法が理解できる。			
授業計画				
回数	内容	授業形態	授業時間外学習	
1	理解度テスト	筆記試験	例示される患者情報をもとに疾患や必要となる看護の予習	
2	フィジカルアセスメント	OSCE	例示される患者情報をもとに必要となるフィジカルアセスメントの予習	
3	フィジカルアセスメント	OSCE		
4	看護ケア	OSCE	例示される患者情報をもとに必要となる看護技術の予習	
5	看護ケア	OSCE		
成績評価方法	・筆記試験に関しては60点以上を合格とし、不合格の場合は再試験を受け、次のOSCEへと進む。 ・OSCEではルーブリック評価にて、学生と教員の相互で評価する。 ・本科目の単位が認定されない者は、臨地実習を履修できない。			
備考	・事前にオリエンテーションを実施し、事例の提示等を行うので必ず参加してください。 ・各日で遅刻（筆記試験は開始時間から30分以上、OSCEは自分の担当時間から5分以上）・欠席した者は不合格とする。			

評価表をもとに、ルーブリック表を作成することとした。本来のルーブリックの作成Stepではないが、行ってきたことを紹介する。

まず、評価方法をルーブリックに変更するにあたって、各領域の教員に「ルーブリックとは何か」について説明を行った。ルーブリック導入に向けて否定的な意見もあったが、これまでの評価方法に困難を抱いていたこともあり、メリットについて前向きにとらえてもらえ導入に至った。評価観点の選定や見直しに関しては、これまで筆者と数名の教員で行っていたが、OSCEの評価を全教員で行うことや「看護学総合演習」に続く領域別臨地実習もすべての教員がかかわっていく指導体制であるため、OSCEを評価できるリスト作成に各領域の教員が協力して行うこととした。また、今回のルーブリックの表の作成方法は、本来のStepとは異なることを説明し、各教員が既存の評価項目をもとに評価観点の素案をもちより検討する方法で行った。

既存の評価表では、単に技術に関して細分化したチェック項目を用いて実施していた。たとえば、血圧測定の項目では「十分に上腕を露出し、肘が曲がらないよう配慮

し、測定できる」や「1秒間に2mmHgずつカフ圧を下げることができる」といったものである。これらの評価項目では、学生の技術のみを教員の判断によって評価することで終わってしまっていた。技術のみの評価は、すでに2年次の看護基礎技術で習得しているべきレベルであり、その他のたとえば、模擬患者に対する学生の態度、倫理的な配慮、看護ケアを行う際の気配りなどについても重点を置いて評価するべきではないかという意見があった。これらは、領域別臨地実習を履修する前の学生にとって非常に重要なことである。

そこで、ルーブリックの評価観点について話し合いを行い、以下の7項目を評価観点とすることにした。それは、「1. 患者に対する態度」「2. コミュニケーションによる情報収集」「3. バイタルサインの測定」「4. フィジカルイグザミネーションによる情報収集」「5. アセスメントを含む報告」「6. 安全・安楽への配慮」「7. 患者の状態へ配慮した援助（清潔ケア）」の7評価観点である。これらの評価観点は、既存の評価項目をまとめ直したものに、新たに必要なものを加えてできあがった。

次に、それぞれのレベルをどう設定するかについて検討を行った。すでに、筆者と複数の教員で第1Stepの⑤で検討していた最高の水準と最低の水準の明確化を行っていたので、これをベースに他の教員の意見を求めた。中間レベルについては、表現も難しく困難であったが、2番目のレベルを「少しの助力でできるレベル」とし、3番目のレベルを「かなりの助力を必要とするレベル」とすることで合意を得た。また、最高の水準は新卒看護師程度としていたことに異論はなかったが、学生がこの表現では、最高の項目にチェックを付けづらいのではないかという意見もあり、「学生一人でできるレベル」と修正して評価尺度の表現とすることにした。さらに、各観点の配点に関しては、傾斜で配点することにして合意を得た。これらは、それぞれの教員の看護観、指導観にかかわる部分であり、どのように配点するかは議論を極めたが、最終的には**表2**のようになった。また、今回作成したルーブリックを今後も使用していくなかで、引き続き検討して修正していくことも確認して、第2Stepと第3Stepの作業を終えた。

第4 Step：表の作成

すでに考えられていた評価観点と評価尺度に関しては、表記の内容まで検討していたのでそのまま使用することにした。評価基準となる典型的なパフォーマンスの特徴の記述は、評価の際に、一つの文章にすると複数の内容が包括的に書かれているため、評価の判断に迷うのではないかという意見が多く、チェックボックス形式を使用することにした。これは、教員だけでなく、学生が自己評価する際にも考えやすいため、全教員が賛同した。さらにフィードバックしていく際にも、細かい振り返りができることもチェックボックス形式にした利点であることを確認した。また、前述したとお

第5章 領域別「ルーブリック」実例集

表2　OSCEのルーブリック評価表

学習課題：実習で必要なエビデンスに基づいた観察、その情報に基づくアセスメント、報告を行い、安全面、倫理面に考慮した看護技術を提供できる。

	評価尺度 評価観点	学生一人でできるレベル	少しの助力でできるレベル	かなりの助力を必要とするレベル	学生一人ではできないレベル
1	患者に対する態度 (10点)	□患者に配慮した声かけが1動作ごとにできる □常にプライバシーに配慮した言動がとれる □患者を含めた環境への配慮が常にできる (10点)	□患者に配慮した声かけがある □患者のプライバシーに配慮した言動がとれる □環境への配慮ができる (7点)	□患者への声かけがあまりできない □患者のプライバシーに配慮した言動があまりとれない □環境への配慮があまりできない (5点)	□患者への声かけができない □プライバシーへの配慮ができない □環境への配慮ができていない (0点)
2	コミュニケーションによる情報収集(10点)	□適切な言葉遣いで系統的に呼吸状態の問診ができる □適切な言葉遣いで系統的に循環状態の問診ができる □患者の状態把握に必要な問診がもれなくできる (10点)	□呼吸状態の問診ができる □循環状態の問診ができる □患者の状態把握に必要な問診ができる (7点)	□患者に呼吸状態の問診ができるが、系統的ではない □患者に循環状態の問診ができるが、状態にそっていない □患者について問診できるが、不必要なものである (5点)	□患者に呼吸状態の問診ができない □患者に循環状態の問診ができない □患者に問診ができない (0点)
3	バイタルサインの測定 (20点)	□体温の測定が滞りなく行える □血圧の測定が滞りなく行える □脈拍の測定が滞りなく行える □SpO₂の測定が滞りなく行える (20点)	□体温の測定が行える □血圧の測定が行える □脈拍の測定が行える □SpO₂の測定が行える (15点)	□体温の測定に戸惑いがあり、スムーズに行えない □血圧の測定に戸惑いがあり、スムーズに行えない □脈拍の測定に戸惑いがあり、スムーズに行えない □SpO₂の測定に戸惑いがあり、スムーズに行えない (8点)	□体温の測定ができない □血圧の測定ができない □脈拍の測定ができない □SpO₂の測定ができない (0点)
4	フィジカルイグザミネーションによる情報収集 (20点)	□胸部の視診が滞りなく行える □胸部の聴診が滞りなく行える (20点)	□胸部の視診が行える □胸部の聴診が行える (15点)	□胸部の視診のうち（深さやリズム）一つしかできない □胸部の聴診で、前面のみや左右交互に聞くことができない (8点)	□胸部の視診を行っていない □胸部の聴診を行っていない (0点)
5	アセスメントを含む報告 (10点)	□アセスメントを行い、正常・異常の判断ができる □得られた情報を統合した報告ができる (10点)	□正常か異常かの判断をしようと努力できる □得られた情報を統合しようと努力して報告できる (7点)	□数値の理解のみで正常か異常かの判断ができない □得られた情報の統合した報告がほとんどできない (5点)	□得られた情報を全くアセスメントできない □得られた情報の統合した報告ができない (0点)

（次頁につづく）

(つづき)

評価観点 / 評価尺度	学生一人でできるレベル	少しの助力でできるレベル	かなりの助力を必要とするレベル	学生一人ではできないレベル
6 安全・安楽への配慮 (10点)	□必要物品の準備や患者の衣服など実施前後の環境を整えることができる	□必要物品の準備や患者の衣服など環境の調整を途中から気づき整えることができる	□必要物品の準備や患者の衣服など環境の調整のいずれかひとつができていない	□必要物品の準備や患者の衣服など環境の調整に配慮できない
	□安全・安楽（点滴ルート、酸素投与器具、患者の体位）に配慮し実施できる	□実施の途中に点滴ルート、酸素投与器具、患者の体位の配慮に気づき援助できる	□安全・安楽（点滴ルート、酸素投与器具、患者の体位）のいずれかひとつでも配慮できていない	□安全・安楽（点滴ルート、酸素投与器具、患者の体位）に配慮できていない
	(10点)	(7点)	(5点)	(0点)
7 清潔ケア (20点)	□患者の反応を確認しながら上半身の清潔ケアが行える	□患者の反応の確認が時々であるが行え、上半身の清潔ケアが行える	□患者の反応をあまり確認できていないが、上半身の清潔ケアができる	□患者の反応を確認せず、上半身の清潔ケアができない
	□患者の反応を確認しながら下半身の清潔ケアが行える	□患者の反応の確認が時々ではあるが行え、下半身の清潔ケアが行える	□患者の反応をあまり確認できていないが、下半身の清潔ケアができる	□患者の反応を確認せず、下半身の清潔ケアができない
	(20点)	(15点)	(8点)	(0点)

り「看護学総合演習」の到達目標は、「各領域別臨地実習に向けて自己の課題を明確にし、課題解決の方法が理解できる」と明示している。チェックボックス形式は、包括的な表現よりも自己の課題を明確にしやすいと考えた。

以上、通常のルーブリック評価表作成の手順とは異なるが、部分的に各領域担当の教員の協力を得て、ルーブリックの完成に至った。

ルーブリック作成時のポイントや苦心したこと

(1) 何を目標とするのか

既存の評価表は技術の細かい点を評価できるという点では、ルーブリックよりメリットがあるように感じる。しかし、「看護学総合演習」で求めているものは、基礎看護技術の確認ではなく、これまでに履修した知識と技術、態度を統合し、各領域別臨地実習に必要な看護実践能力を養うことである。この目標を再確認し、どのStepにおいてもこの目標を頭に入れておき、つまずきがあった場合は目標に立ち戻ることが重要である。これは、教員として当然のことのように思えるが、新たにルーブリックを作成して、大きな学びのポイントとなった。OSCEの評価方法としてルーブリックを導入するために様々な検討を行ったが、結果として「看護学総合演習」のあり方を見直す良い機会となったと考えている。

（2）作成後のプレテスト

　ルーブリックの完成後に教員でプレテストを行った。このプレテストは、学生役と評価者役を教員が行うことで、不備がないかを確認するのが目的であった。ルーブリック作成に関与していた教員は、どのように評価を行っていくのかを理解していたので、この時点では問題はないと考えていた。しかし、実際に使用してみると、後述する課題もみえてきた。プレテストを行い、見直しを行う際には、作成者以外の教員も含めて行うべきであったと反省した。ルーブリックが完成した際、そのまま学生へ使用しても問題はないであろうが、事前に第三者がプレテストを実施すると、より良いルーブリックになるのではないかと期待された。

（3）ルーブリック導入に向けた教員の共通認識

　ルーブリックの作成にあたり、苦心したところは、導入に向けて教授する側である教員の知識と意識を統一する必要があるところである。まずは、そもそもルーブリックの導入に否定的な教員が多く、導入が困難になりそうになった。ルーブリックはすべての問題点を解決できる万能なツールではない。そういう考えをもつ教員は既存の評価方法やフィードバック方法に問題があることを自覚しながらも、変革することへの労力を惜しんでいるようにもみえた。そのため、他の教員のコンセンサスを得ることに非常に苦心した。しかし、複数の教員でルーブリック評価に向けたStepを進めていくなかで、現在の評価方法の問題点やルーブリックの利点がより明らかになっていった。授業を変革していくことは大きな負担感や違和感を伴うが、ルーブリック作成に向けて実際に動いてみることで解決していくことを実感できた。

実際に使用した学びや気づき、または学生の意見など

　「看護学総合演習」のOSCEでルーブリックを実際に使用したが、まず感じたことは、フィードバックの行いやすさであった。学生もルーブリック表を使用して自己評価を記入するが、教員の評価とのズレが大きくなかったためではないかと考える。また、フィードバックに時間を割き、学生がその特徴的表現につけた根拠を聞くことができたことも、以前よりズレがないように感じた根拠と考える。学生の意見として、実施前は「ルーブリックを正確につけることに自信がない」「評価がわかりづらい」などがあった。導入にあたって、学生もルーブリック評価に慣れておらず、混乱をきたすことも懸念されていたが、科目オリエンテーションでていねいに説明したこと、学生自身が振り返る時間を十分に確保したことで、学生と教員が抱いていた不安や混乱が解消されたのではないかと考える。

　また、実際に使用する場面になってから、評価を行う教員からの質問もあった。こ

れは、使用方法についての周知徹底が不十分であったためと考える。筆者としては、十分に説明をして各教員に理解していただいたと考えていたが、まだまだ説明不足な点もあった。教員自身がルーブリックを使用した評価に慣れていないことも原因と考えられる。ましてやOSCEは模擬患者という生身の人間を相手に行うものであり、突発的なアクシデントが起こりやすい試験である。その点も考慮して、十分な説明が必要であったと反省している。

ルーブリック評価の課題

　単純に言えば技術の評価は既存の評価表のほうが良いように感じられた。これは、他の教員や学生からの意見も少数であったがみられた。それは、既存の評価表に教員の思考と判断が慣れ切っているためであろう。既存の評価表では、どのような行動を学生が行えば合格（一人でできる）レベルであると判断するのかという基準が曖昧であり、判断基準は教員の胸の内にある。評価基準を明確化し、客観性ある評価を行うためのルーブリックであることを忘れてはならない。今回OSCEで設定した看護技術は清拭など臨地実習で必要不可欠なものであるため、OSCEからははずすことのできない課題である。そのため、今後は、技術試験のみチェックリストを使用するなど、既存のチェックリストとルーブリックのそれぞれの強みを生かした評価表の作成を目指していきたい。

　OSCEにルーブリックを導入する経緯について述べてきたが、ルーブリック評価観点や評価尺度、評価基準となる説明の記述、技術評価に関する問題など課題も多くみつかった。ルーブリックは万能な評価ツールではない。しかし、これはどの評価方法を使用するにしても言えることである。今後も継続して検討し、使用し、振り返りという作業を繰り返しブラッシュアップできればよいと考えている。今回のルーブリック作成を経て、単に評価の客観性の担保のあり方だけでなく、科目の位置づけや目標を深く見直すことができ、学生の考えなど筆者自身も勉強になることが多くあった。今後もこの経験を看護教育に活かしていきたい。

[老年看護学]

7 高齢者との交流とグループワークを評価するルーブリック

　本稿で取り上げる「老年看護学」は、超高齢社会を迎えたわが国における高齢者の看護を学ぶ科目である。高齢化率の上昇とともに認知症高齢者の増加も深刻な問題となっており、2025年問題にも直結する、社会的ニーズの高い、大いに注目すべき科目である。

　この科目では、高齢者の理解および高齢者の尊厳を基盤として、専門的知識に基づき、情意領域の配慮・コミュニケーション力・態度などが要求される（**表1**）。高齢者や認知症高齢者への対応は、知識があればすぐにできるというものではない。個別性・特に高齢者のその人らしさやできる力を引き出し、日常生活で活用できるように、かかわる必要がある。その人の言動や思いを理解するために、生活史を参考に行動や言葉の裏にある思いをひもときながらかかわっていくことで関係性を築くことができる。そのためにも、看護学生の段階で、低学年においても実習時期の高学年（3年次）においても、学習進度に応じて、自ら考え、行動できる思考力・推測力・判断力などを培う必要がある。

　そこで、2年次の後期に、直接地域高齢者と交流する機会をもったり、グループワークをとおして他者と交流する機会をもったりすることで、思考・想像力・推論する力の拡大や深化をねらっている。また、高齢者模擬体験を実施して、様々な身体活動を体験するなかで身をもって困難や苦痛を感じて、高齢者の身体的・心理的特性の理解を深めている。この高齢者との交流では、学生と高齢者の行動や言葉が相互に影響し合うものであるが、実施にあたっては学生の主体的なパフォーマンスが必要となる。そこで、あらかじめルーブリック評価表を作成しておき、それを利用して、課題に対する自己の行動の達成状況の評価と振り返りを行った。その内容の一部を紹介する。

ルーブリック評価導入の背景

　老年看護学は、高齢者を対象とする看護実践を学ぶものであるが、現代の看護学生は高齢者との同居率も低く、交流の機会も大変少ない。核家族化など家族形態や生活様式の変化、情報通信技術関連の発達などによって、生活感覚や一般常識において、

看護学生は高齢者や教員と認識が一致しないことがある。また、高齢者の尊厳への配慮ということに関しても認識が不足していることが多く、支援する際必要な様々な配慮をイメージすることが難しい。そこで、2年次の後期、地域高齢者との交流と高齢者模擬体験を90分2コマのなかでグループごとに交替で行い、それぞれの体験をとおして学んだことに基づいて、グループワークを行うことにしている。高齢者模擬体験は学生どうしのペアで実施するが、指定した動作を体験し、そのとき感じたままの思いなどを書きとめるワークシートを用意して実施した。地域高齢者との交流では、サークル活動をしている比較的元気な後期高齢者の方々の話を聞いたり質問したりして会話することで、高齢者の生活や価値観を知るということが目標であるが、55分間の時間に学生がどのようにかかわり、どう過ごすかによって学び方も違ってくる。また、模擬体験実施後、後日45分間のグループワークでの討議参加状況についてもルーブリック評価表に項目を設け、どのように討議を進めて演習を行うかを示した。また、必要な看護として、教員は学生にどのような行動を求めているのか、具体的な行動レベルで明確に表したルーブリック評価は有用であり、学生の振り返りにおいても何が足りないか、次はどこをどのように改善すればよいかがわかるような指標というべき評価表が求められると考え、今回、基本的な学習におけるルーブリック評価表を作成した。

　また、老年看護学は高齢者の理解や認知症などの障害をもつ高齢者の看護実践を修得する内容であるが、学生は高齢者との年齢差が大きく、時代背景や社会規範が異なるので、より理解しやすくするため、演習を多く取り入れている。学生が高齢者と触れ合えるよう地域在住の高齢者に大学へ来ていただき日頃の生活の様子を話していただく機会を設け、学生が質問するなど会話をもち、グループで交流する。そのときのパフォーマンスの評価および体験による学びについてのグループワークの評価に、ルーブリック評価表を用いた。

　さらに、現代の学生は同じクラスの学生に対して批判をしたり注意をしたりすることが非常に少ないので、今回、グループメンバーが協力し合い、意欲的かつ効果的なグループワークができるよう、グループ討議を行う際に学生相互によるピア評価を用いた。ピア評価については割愛する。

ルーブリック作成のプロセス：思考の4段階（4 Step）

第1 Step：振り返り

　演習では、学生に対して課題の目標や内容を言葉でわかりやすく説明したつもりでも、教員の認識と学生の認識が一致せず、うまく伝わらないことがある。たとえば、

表1　科目「高齢者生活支援論」シラバス

科目名	高齢者生活支援論			
曜日・時限	月曜・2限	専門／必修	2単位	30時間
科目責任者	中島洋子	担当者	古村美津代	
対象学科学年	看護学科・2年次	学期	2学期	
授業概要	老年期にある対象の身体的・精神的・社会的な特性を知り、社会のなかでの老年看護の位置づけやその機能と役割について学ぶ。			
到達目標	1. 知識（理解）：老年看護学の位置づけと老年看護の概念について説明できる。 2. 知識（理解）：高齢者の理解に基づき、老年看護の原則、役割と機能について説明できる。 3. 知識（理解）、態度（関心・意欲）、技能・表現、思考・判断：高齢者の心身の変化と活動について演習の体験を通じて知り、援助のあり方について説明できる。 4. 知識（理解）、態度（関心・意欲）、技能・表現、思考・判断：老年看護における倫理的課題について意見交換・援助のあり方について説明でき、倫理的感性を高める。 5. 知識（理解）、態度（関心・意欲）：高齢者の取り巻く環境と高齢者のケアシステムと現状について説明できる。			

回	授業計画	授業形態	授業時間外学習
1	老年看護学の歴史と位置づけ、老年看護の定義、役割と機能、活動の場	講義	授業の予習と復習 1～15 回：予習：テキスト該当頁の確認・予習。復習：シラバス記載内容と資料の復習、課題レポート作成
2	老年看護の原則、老年看護を支える諸理論：セルフケア、エンパワーメント、ストレングスなど	講義	
3、4	高齢者の理解：「地域高齢者との交流および高齢者模擬体験」ワークシート・ルーブリック評価表使用	演習 GW	
5	高齢者の理解と看護：グループ討議と発表、まとめ	演習・講義	
6	高齢者のケアシステム 1) 保健・医療・福祉の動向	講義	予習：テキスト該当頁確認。復習：シラバス記載内容と資料の復習
7、8	2) 介護保険創設の背景とサービス体系・ケアマネジメント 3) 地域包括支援センター・地域密着型サービス	講義 講義	
9	4) 事例への介護保険利用の支援：グループワーク	演習 GW	
10	5) 介護保険についての発表・まとめ	演習・講義	レポート作成
11	老年看護における倫理的課題、1) 高齢者の倫理原則	講義	
12	2) おむつ装着体験後、倫理的場面の意見交換・検討、ピア評価①	演習 GW	事前課題の体験レポート作成・持参
13	3) 身体拘束・高齢者虐待、具体的援助方法、虐待防止法・成年後見法等の法制度による支援	講義	該当頁の予習・復習、レポート作成
14	4) DVD、倫理的課題の意思決定支援の検討、ピア評価②	演習 GW	
15	5) 高齢者ケアの倫理的課題について発表とまとめ	演習・講義	

テキスト	水谷信子・水野敏子・高山成子ほか著：最新老年看護学第3版（2017版）、日本看護協会出版会、2017 中島洋子編：スキルアップパートナーズ　病棟で生かす! 高齢者ケアの実践、照林社、2012
評価方法	[筆記試験] 70%（知識・理解） [レポート・態度] 30%（知識・理解）（態度・関心・意欲）（思考・判断）（技能・表現）
フィードバック	ワークシート・レポート等の一部は採点後、返却する。
担当教員からのメッセージ	社会情勢のなかで高齢者問題等に関する情報やニュースに関心をもち注目し、必要な情報は収集し、学習の参考とすること。高齢者と触れ合う機会をもつこと。
オフィス・アワー	月曜日 17:00～18:00：事前予約を希望（電話またはメールで連絡可）

老年看護学の実習前に行う授業科目はこのほか、生涯発達看護概論、療養生活支援論から構成している。

高齢者との交流を行うときに、高齢者の自尊心を傷つけないということや、失礼がないように、などといった抽象的な言葉は、学生へどのくらい伝わるのか、学生にどのようなイメージとして伝わっているのか疑問である。学生の育った時代背景や、核家族の家庭の生活環境や教育・文化の影響は大きく、教員と学生の認識の違いを感じることもある。振り返りを行ったことで老年看護の専門的知識だけではなく一般常識的な内容にも配慮しながら演習を組み立てる必要があること、行う演習内容をわかりやすく説明し教示することが重要になることを改めて確認した。

第2 Step：リスト作成

　行動化することを教えるときには、どのように行動するかを具体的に文字で表現し、学生にわかりやすく示すことが必要となる。学生にどうすることで目標達成できるのかを示し、自分はどこまでできたのか、どこがどうできていなかったのかを自分で評価することで、次の機会に改善へつながることが期待できる。

　演習中、教員が終始、学生に付いて観察したり指導したりすることのできない場面や、交流場面に入って指導できないなどの限界が出てくることもある。そのため、演習で何を目指しているか、目標には十分表すことができない内容をルーブリックに示し、「評価表：指標」とするために、リスト化は必要不可欠になってくる。まずリストにあがったのが、高齢者への望ましい対応力であった。それから、高齢者に対する尊厳ある態度、高齢者の人生観、価値観、生活史、高齢者の身体感覚などがリスト化された。

第3 Step：グループ化と見出しづけ

　リスト化された項目をグループ化すると、交流に関して4グループ、グループワークに関して2グループができた。それぞれに見出しづけを行って、6評価観点ができあがった。さらに尺度は4段階の基準を設け、段階を示すよう言語化し区分した。

第4 Step：表の作成

　高齢者との会話において、高齢者の感覚機能の低下の理解を踏まえたコミュニケーションをとりながら、会話を進めていることなどの注意点を含め、演習の目標を達成できるよう、項目内容を吟味し作成した（**表2**）。

ルーブリック作成時のポイント

（1）評価者で共通認識を得る

　地域高齢者の交流と高齢者模擬体験のスケジュールを示した授業計画書と、演習の

表2 高齢者との交流とグループ討議のルーブリック評価表

学籍番号　　　　　氏名

〈高齢者との交流 16日・グループ討議 23日〉評価表
学習課題：高齢者の理解を深め、老年看護のあり方について考える。
※グループでの高齢者との交流・グループ討議・レポート作成についての目標①〜⑥：該当すると思う自己評価 A〜D に〇をつけてください。

評価観点＼評価尺度	A：大変良くできる	B：できる	C：努力を要する	D：できていない	留意事項など
①高齢者の話に対する関心	□高齢者の方を向き、高齢者の目を見ながら、適切なタイミングで表情豊かなうなずき等の反応を返している（　）	□高齢者の方を向き、目を見て話は聞いているが、適宜、うなずき等の反応をする（　）	□体は高齢者の方を向いているが、プリントや下を向くことが多く、集中力が低く、反応がない（　）	□体が高齢者の方を向いて聞くことが少なく、表情が乏しく反応も返さない（　）	・高齢者の方を向いている ・高齢者の目を見て話を聴く ・うなずき等の反応を返す（うなずきすぎる、相槌を打ちすぎる等は避ける） ・頻繁に座り方や姿勢を変えず、落ち着いて話に集中する
②高齢者の現在の生活、価値観、生き方の理解	□高齢者の話から特徴をとらえ内容を解釈し理解し、学んだ内容と私見を加えたレポートを書くことができる（　）	□高齢者の生活、価値観や生き方の話から、その特徴をとらえ、私見を含めレポートに書くことができる（　）	□高齢者の生活、生き方の特徴を大まかにとらえ、レポートに書くことができるが、私見は述べられない（　）	□高齢者の生活、価値観や生き方を批判し、受け止めることができず、レポートに交流の内容が書けない（　）	・高齢者の話を受け止め、その内容を理解し、高齢者の生活、価値観や生き方を受け止める ・高齢者の話や体験などを誠実に受け止める ・16日、23日、26日提出のレポート作成までを含む
③高齢者に対する尊重した態度	□高齢者の話を受け止め、高齢者や話された内容に対し尊敬の念をもち、敬語を用いた質問や反応を返し接することができる（　）	□高齢者の話を受け止め、高齢者の話に耳を傾け、適宜、敬語や丁寧語を用い会話を進めることはできる（　）	□丁寧な言葉遣いはできるが、自分の質問の回答だけを聞いて、他の人の話や高齢者の話は全部聞けず、集中力が続かない（　）	□馴れ馴れしい言葉遣いや態度をとり、自己の話のみ進め、他人の話を遮ったり、否定したりして聞こうとしない（　）	・思いやりのある言葉遣いや敬語を用いることができる ・相手に不快感を与えない ・高齢者の話を否定しない ・腕組みをしたり横柄で傲慢な態度をとったりしない ・時計を見る等の時間を気にしすぎるような態度をとらない
④高齢者との会話	□高齢者の話に対して理解ある反応を返し、主体的に高齢者と会話ができる（　）	□質問に対する高齢者の答えに対し相槌等の反応はできるが、会話が続かない（　）	□高齢者とメンバーの話に相槌等を入れながら聞くが、会話に入ることがほとんどない（　）	□質問項目は質問したが、高齢者とメンバーの会話を聞くだけで会話はしない（　）	・高齢者の言葉・話に対して、反応を返し会話が続くようにする。聞こえる声で話す ・事前に考えた質問項目のみで会話を終わらないようにする
⑤グループディスカッション	□グループの状況を見ながらタイミング良く意見を述べる □建設的な参加で貢献することができる（　）	□発言する人の意見をよく聞く（　） □1回以上は自己の意見を述べるが、進行に対して積極的ではない（　）	□人の意見はその人の顔を見て聞いている（　） □建設的な意見はあまり述べず、私語が多く、話し合いが進まない（　）	□課題に対して、人の意見もあまり聞かない（　） □参加意欲が低く、自分からの発言も少ない（　）	・高齢者をどうとらえたか、老年看護のあり方をどう思うか ・メンバーに任せっきりではなく、主体的にそれぞれが発言できる
⑥グループワークの役割遂行	□時間配分し、話し合いの状況を確認する □それぞれ自分の役割を発揮しグループに貢献する（　） □時間内に目標達成でき、内容を要約することができる（　）	□全員、意見は述べるが、役割が不十分で、グループの進行がスムーズでない（　） □時間内に内容は浅いままだが、どうにかまとめることができた（　）	□役割は決めたが、全員の発言に至らず偏った人だけのワークになる（　） □時間配分がなく、テーマに沿わない討議も多く、課題に向けた目標を達成できない（　）	□それぞれの役割を決めただけ、または決めないまま進め、役割を果たさず非協力的である（　） □課題に集中した取り組みができないまま時間が過ぎた（　）	・時間的な配分も考慮し、課題に取り組むことができる ・課題に対して役割分担し、協力的なメンバーシップにより目標達成する

目標と具体的な目標を示したルーブリック評価表を開始前に配布した。それを参考に演習を進めて、実施後に評価することを確認した。

（2）評価観点は6〜7項目程度におさえる

　行動内容を示す評価観点は交流で4項目、グループワークで2項目と少なめに設け、合計6観点と比較的認識しやすい観点数とした。尺度は「大変良くできる」〜「できていない」の4段階で示し、学生自身がどの位置にあるのか、自身の行動の確認がしやすくし、次回への改善の目標がみえるようにした。

（3）評価基準となるパフォーマンスの特徴の記述を明確にする

　行動の基本が基礎的な内容であったので、4尺度の区別をするための差をどう設けるかが少々困難であるが、理想とする行動の基準には工夫がされていることが含まれることとした。

　また、教員が好ましくないと思う行動内容を下位のほうの尺度に含ませた。肯定的表現が望ましいが、好ましくない行動についてもわかりやすく示すようにした。高齢者を傷つけるような言葉遣いをしないよう、また、過去の痛ましい体験を無理に尋ねることがないよう配慮することを検討した。4段階は同間隔ではないので、行動指標の差をどう表現するかには苦慮した。1つの行動目標に複数の行動指標を表現する結果ともなったが、今後さらに検討したい。

（4）評価観点の妥当性の担保と改善

　高齢者と会話するという際の留意点は、すでに1年次の授業等でコミュニケーションや人間関係の構築などについて学習している。主体的に行動しなければ、高齢者との交流は生まれないので、会話そのほか交流のための要素を十分用いて行動に移していくことが必要である。評価観点を設けることは、実際に行動してみて、高齢者の反応を細やかに見て、感じとって、自己の課題に気づき修正するためである。声の出し方一つとっても、相手に聞こえないまま話していても関係性は築けず、会話が継続しにくい。また、グループで数人の学生のなかの1人となると、何も発言しなくても時間が過ぎるので、主体的な参加になっていないおそれもある。こうした点を考慮して、高齢者との交流とグループワークの要素が入ったルーブリック評価表を作成した。

　自ら発言することが苦手な学生もいると思うが、1回以上は会話することができる時間の長さではあった。また、関心が高まるよう、あらかじめ高齢者に尋ねてみたい質問事項を出し準備して臨むようにさせた。開始前には教員がその内容を確認し、高齢者が答えたくないような質問はできれば避けるようにしている。学習課題は、「高齢者の理解を深め、老年看護のあり方について考える」であり、「評価観点」を**表2**

に示すように6評価観点にしたことは妥当ではないかと考えている。

さらに、評価尺度はA〜Dの4段階を設けた。A：大変良くできる、B：できる、C：努力を要する、D：できていないとして、留意事項なども設けたが、それぞれの評価基準の内容は具体的に示すこととした。今回は点数配点を設けていないが、演習をとおして最終レポートを課して提出することとしている。

実際に使用して（学び・気づき・学生の意見など）

地域高齢者との交流の前にルーブリック評価表を学生に配布して内容を示したが、十分に理解できたかは疑問である。しかし、内容はわかりやすい行動レベルで示し、Aに近づくように努めてもらいたいという説明をした。ルーブリック評価表を使用した結果を**表3**に示す。

全体として、多くの学生が、「その演習の目標がわかりやすくなった」「かかわり方が具体的に示されていたので、わかりやすかった」「具体的指標があり、どの段階にいるのかわかりやすかった」「評価しやすかった」「演習の際、何が大事なのかわかり、役に立った」「振り返ることができ、できていない点に気づくことができた」「自分の課題がみえて、改善点がわかった」という感想が聞かれた。一方で、「評価が難しかった」「評価しにくかった」「わかりにくかった」などとした学生も数名いた。具体的な内容を文章で細かく示すことの判断ができにくいのは、この演習が一つの技術だけに注目しているのではないことも影響している。

全体の評価の集計は**表3**のとおりである。評価観点②では、高齢者の生活は話の内容から把握することができるが、価値観の理解という内容が含まれていたため、AよりBが多くなった。また、地域高齢者との交流の間、話を聞くことに努力した学生と、司会を務めグループのリーダーとして積極的に質問・発言した学生との差が生じた可能性もあった。実施してみて集計結果をみることで、目標達成率が低い項目は指標の表現やレベルの変更を考慮することにも役立ち、改善へつなげることができる。

ルーブリックの利点と課題

ルーブリック評価表使用による利点は、具体的な行動が示されていてわかりやすいことと、好ましくない態度や行動が示されている点では自分の言動に注意できることである。過去に注意されたことが少ない学生はマイナスと思われる行動に気づかないこともあり、なぜ、評価点が悪かったのか納得がいかないこともある。ルーブリック評価表にそれらを示すことで、求められているパフォーマンスが理解しやすくなる。しかし、好ましくない態度や行動を示すと、「してはいけない」という禁止令ととら

表3　集計結果
高齢者との交流（10/16）・グループ討議（10/23）における自己評価表集計結果

評価観点	A：大変良くできる	B：できる	C：努力を要する	D：できていない
①高齢者の話に対する関心	87名(78.4%)	24名(21.6%)	0	0
②高齢者の現在の生活、価値観、生き方の理解	37名(33.3%)	73名(65.8%)	1名(0.9%)	0
③高齢者に対する尊重した態度	75名(67.6%)	36名(32.4%)	0	0
④高齢者との会話	54名(48.6%)	52名(46.8%)	5名(4.5%)	0
⑤グループディスカッション	57名(51.4%)	53名(47.7%)	1名(0.9%)	0
⑥グループワークの役割遂行	57名(51.4%)	53名(47.7%)	1名(0.9%)	0

えられ、学生に緊張や遠慮が生じて、気軽に会話しにくくなるおそれがあると思われる。しかし、この演習では、参加していただいた高齢者にサポートされることや、高齢者の経験や知恵、力を借りてスムーズに進行することもあり、それに気づくということも学習内容に含まれてくる。

　数名の学生からのわかりにくかったという反応については、以下のように考えた。4段階の尺度のきちんとした差が示しにくいのは、一つの援助技術の評価とは異なり、会話を含めた交流の数十分にわたる内容や、グループワークでの討議という要素の多いものを含めたためと思われる。また、一つの評価尺度のなかに複数の内容が入ったため、判断に迷ったり評価しにくかったりしたと思われる。しかし、学生の参加意欲を高め、行動の指針となったことにより有意義な学習時間になったといえよう。

　今回、基礎的な内容のルーブリック評価を作成し、検討を試みたが、教員が求めている内容を学生にわかりやすく示すという学習目標の共有化へ近づけたと思う。また、大学のディプロマポリシー：主体的に行動する・倫理観との関連を持たせている、という教育方針を意図してルーブリックを構成していることも伝えられたと考えている。

【参考文献】
1）野村豊子：高齢者とのコミュニケーション；利用者との関わりを自らの力に変えていく，中央法規，2014．
2）中島洋子編：スキルアップパートナーズ；病棟で生かす！　高齢者ケアの実践，照林社，2012．

[小児看護学]

8 レポート課題を評価するルーブリック

　本稿で取り上げる「小児看護学Ⅱ」における学修目標は、学生が小児の特徴を理解すること、健康障害をもつ子どもへの治療や処置を理解すること、そのうえで適切な看護を考察できることである。授業概要には、子どもによくみられる症状や疾患を理解すること、治療や処置が子どもや家族に及ぼす影響を理解することが記されている。この知識を応用し、子どもへの対応と、家族への援助について学生が演示できるようになることが、到達目標となる。

　学生が、子どもや家族への援助を演示する前段階として、科目冒頭で提示した事例についてのレポートを課している。シラバスに、学習課題とルーブリックで評価することを記載して学生に通知している（**表1**）。レポート課題の配点は科目全体の20％である。レポート課題に関連する「到達目標」は、「1．小児の健康障害について説明できる」「2．治療や処置の小児への影響を説明できる」「3．小児の健康レベルに応じた観察項目を述べ、観察できる」「4．小児の苦痛を緩和する援助を実施できる」「6．健康レベルに応じた成長、発達の支援を説明できる」「9．生活の場での小児と家族への支援について考察し、説明できる」などである。

　ここでは、学生が健康障害をもつ子どもと家族への援助を行う演示の準備段階として、学習課題でレポートを課し、それをルーブリックを使用し評価したことについて紹介する。

ルーブリック評価導入の背景

　「小児看護学Ⅱ」では、前年に履修した概論の内容をふまえて、「健康障害をもつ子ども」をキーワードとし、疾患や治療の理解を深め、看護の実際について学ぶ。小児は、成人と異なり、「急性期」「慢性期」と科目が分かれておらず、当該科目で、周手術期看護、慢性看護などすべてを扱う。そのため、疾患や治療についての講義も多岐にわたる。加えて、看護技術も小児の成長、発達段階をふまえたものであり、プレパレーション、ディストラクションなど学生にとって聞きなれない言葉も多いため、学生はとまどいを感じやすい。

表1　科目「小児看護学Ⅱ」シラバス

科目名	小児看護学Ⅱ		講義形態	講義
学期・曜日・時限	春学期 木曜1・2限	専門／必修	2単位	60時間
担当者	西村直子、その他			
対象学科	3年次			
授業概要	子どもによくみられる症状や疾患、治療処置時の看護について学習し、小児および家族に及ぼす影響を理解する。また、小児看護技術については、これまでに学習した疾患や症状と児の発達段階の基礎知識を応用し、言語的コミュニケーションが十分でない子どもにどのように対処するのか、子どもの権利や母親への対応などを織り込みながら技術習得を行う。事例に基づいた看護過程の展開を行い、小児看護学実習への橋渡しとする。			
到達目標	1. 小児の健康障害について説明できる 2. 治療や処置の小児への影響を説明できる 3. 小児の健康レベルに応じた観察項目を述べ、観察できる 4. 小児の苦痛を緩和する援助を実施できる 5. 小児看護に必要な看護技術を習得し、実施できる 6. 健康レベルに応じた成長、発達の支援を説明できる 7. 発達段階に応じたコミュニケーションをとることができる 8. 家族への配慮について説明し、実施できる 9. 生活の場での小児と家族への支援について考察し、説明できる			
	授業計画			授業形態
1	健康障害をもつ子どもと家族の看護、コースオリエンテーション			講義
6	心疾患をもつ子どもの看護			講義
7	呼吸器疾患をもつ子どもの看護			講義
8	血液疾患をもつ子どもの看護			講義
11	事例の把握（レポートをもち寄る）			グループワーク
12	事例の援助の計画（レポートをもち寄る）			グループワーク
14	子どもと家族への支援の演示			グループワーク
15	健康障害の状態に応じた援助、まとめ			グループワーク
評価方法	定期試験40％、レポート20％（ルーブリックで評価）、中間テスト・小テスト10％、プレゼンテーション20％、受講態度10％			
準備学習など	小児看護学Ⅰで学んだ内容が基礎となる。特に小児の形態的、機能的特徴、発達に関することは重要である。			

　これまでは、講義冒頭で提示したペーパーペイシェントの事例をもとに、問題関連図、アセスメント、看護計画を記載する看護過程の課題を課していた。学生が、ペーパーペイシェントの看護過程を展開する際には、疾患や治療の理解、症状の理解、検査データの解釈、成長、発達段階の理解が必要となる。これらについて、学生の理解がどの程度で、アセスメントを行い、計画を立案したのかを評価しなければならない。
　しかしながら、100人以上いる学生が提出した看護過程の記録用紙を評価するためには、膨大な時間が必要であった。また、講義期間中に返却し、フィードバックを行

うことを考慮すると、そこまで時間をかけることができない。個別には、必要最低限が記載されているかどうかを評価し、講義では全体に向けて重要な点について説明を行うにとどまらざるを得なかった。これでは、学生個々が、自分が提出した課題のどこができていて、どこが不十分であったのか自覚しづらいこと、また、提示したペーパーペイシェントの事例以外の疾患をもつ子どもの看護には応用ができないなどの問題があった。さらに、学生にとっては「アセスメント」を記載すること自体が困難であることも多く、理解していても記述する力の限界で記載できていないのか、ただ理解できていないのかも不明確であると考えられた。

　これらの現状をふまえ、まずは、学生が、健康障害をもつ子どもについて、疾患や治療の理解、症状の理解、検査データの解釈、成長・発達段階の理解ができること、教員と学生がレポート課題の成果について共通認識できることを目標として、ルーブリック評価を導入した。

ルーブリック作成のプロセス：思考の４段階（4 Step）

第1 Step：振り返り

①シラバスに立ち戻り、シラバス全体と学習課題を見直す

　まず、授業のねらい、到達目標、授業内容、学習課題を見直した。授業のねらいと到達目標の設定については、指定している教科書の内容と整合性があるかを再確認した。学習課題を設定する際には、学生が常に到達目標を意識できるような課題内容を検討した。そのなかでレポート課題の位置づけは、ルーブリック評価導入の背景でも述べたように、学生が、疾患や治療の理解、症状の理解、検査データの解釈、成長・発達段階を理解できることである。自ら多数の文献にあたり知識を吸収することと、小児看護学の特徴である成長・発達段階を理解し、そのうえで小児や家族への支援を考察できることが、本課題の意図である。

②ほかの教授内容と学習課題との関係

　当該科目の学習課題を遂行するにあたり、関連が深い科目である「小児看護学Ⅰ」の履修を終えている。当該科目の目的は、学生が、概論で学んだ基本的な小児の特徴について知識がある状態から、さらに疾患、症状、治療を理解し、健康レベルに合わせた看護、家族への支援を考察するという専門的な視点をもつ状態へと発展させていくことである。

　最終的な学習課題は、提示された事例のある一場面で、学生が、子どもと家族への支援を演示することである。各自が作成したレポートを持ち寄り、演示までにグルー

プワークを行い、事例を適切に理解し、計画を立てていく。個人ワークとしてレポートに取り組む際に、知識の吸収を学生個々が十分に行っておくことが、グループワークを効果的に運営していくことにつながる。

③学習課題完成のための学生のスキルとコンピテンシー

課題完成のために必要なスキルとして、レポート作成のスキルがある。アカデミックスキルを学ぶ「保健看護研究方法論Ⅰ」において、学生はレポートの書き方について学び、レポートを記載している。また、ルーブリック評価については、講義での使用はないものの、基礎看護学実習の自己評価で用いた経験がある。さらに、レポートを記載し、それをもとにグループワークを行うことは、いくつかの科目で経験しており、当該科目で課題完成のためのスキルは十分にあると考えられた。

④学習課題達成の証拠

学生が学習課題を達成したと判断できる証拠を検討した。当該科目全体に流れるテーマは、子どもによくみられる症状や疾患を理解すること、治療や処置が子どもや家族に及ぼす影響を理解することであり、これらの知識を応用し、子どもへの対応と、家族への援助について学生が考察できることである。学びの深化を促す方法として、ICEアプローチ（Ｉ：アイデア、Ｃ：つながり、Ｅ：応用）が有効と考えられ[1]、第2Stepのリスト作成の際に参考にすることとした。

⑤最高の水準と最低の水準の明確化

期待される最高水準は、「期待以上である」、最低水準は「不可（求められている事柄の記載がない）」とした。最低水準を不可とした理由は、レポートにしても、記録用紙にしても、学生自ら記載しなければならない内容を理解し、取り組む必要性があると考えたからである。

第2 Step：リスト作成

学習課題をとおして学生に期待する学修目標のリスト作成にとりかかった。対象学生が、小児看護学において、概論の履修を終了していること、小児看護学実習を控えていることを考慮し、学修目標は、学習内容をより深く理解すること、理解したことをふまえて応用することを反映している必要があった。レポート作成の意義を、単に知識の獲得とはせず、情報どうしの「関連」を考え、かつ応用していくという観点からリストをあげていった。

また、最高の水準と最低の水準の間にいくつ評価尺度を設けるかについて検討した。学生が評価する際に、最高の水準につけるのはためらわれるが、かといって最低

の水準をつけることもできないといったときに、その中間にある評価尺度がいくつかに分かれていたほうが選択しやすいと考え、最高、最低と合わせて5つの評価尺度とした。そのうえで、それぞれのリストの最高水準の行動について決定していった。

第3 Step：グループ化と見出しづけ

第2 Stepであげた最高の水準の行動リストをそれぞれ分類し、類似していると思えるものをグループ化していった。その際に、今回の学習課題がレポートであったため、類似しているとする視点を、レポートの構成、書式、引用の仕方や、引用文献の選択の仕方とするのか、学生に学んでほしい内容とするのかを検討しなければならなかった。再度、第1 Stepの①に立ち返り、当該科目におけるレポート課題の位置づけと学生にとっての意味を検討し、学生に学んでほしい内容の観点でリストのグループ分けを行った。

第4 Step：表の作成

1つの観点に対して1つの評価基準とした。評価尺度は、学生の視点で、評価ができるように「期待以上である」「十分満足できる」「努力を要する」「相当努力を要する」「不可」とした。評価の観点、評価基準ともに、学生にとってわかりやすい言語の使用となっているかを確認した。以上のプロセスを経て、学生がレポート課題に目的をもって取り組めるようにルーブリックを完成させた（**表2**）。

ルーブリック作成時のポイント

（1）学習課題

今回ルーブリックを使用した学習課題はレポートであった。科目のなかでのこの課題の位置づけはどこか、ほかの課題とどう関連するのか、レポートを完成させることで学生に達成してもらいたいことは何かについて十分な検討を行った。ルーブリックの評価観点、評価基準を作成していく際に、コアとなる部分であった。

（2）評価尺度

学生が選択しやすいように、5つの評価尺度を設定した。また、学生が認識している到達度で評価できるように「期待以上である」「十分満足できる」「努力を要する」「相当努力を要する」「不可」という表現を用いた。

（3）評価観点

学生が、レポートを作成する際に、何を記載するべきなのかを理解しながら進めて

表2　レポート課題のルーブリック評価表

学籍番号　　　　　氏名

学習課題：子どもの疾患、症状、治療、発達段階を理解し、子どもとその家族への支援についてレポートに記載できる。

評価観点 \ 評価尺度		期待以上である	十分満足できる	努力を要する	相当努力を要する	不可
1	小児の健康障害	事実・根拠の説明／記載が論理的である	事実の説明／記載があり、根拠の説明／記載がある	事実の説明／記載はあるが根拠の説明／記載がない	記載があるが意味をなさない	記載がない
2	治療や処置の小児への影響	事実・根拠の説明／記載が論理的である　小児の特徴と関連付けている	事実・根拠の説明／記載がある　小児の特徴について説明／記載がある	事実の説明／記載はあるが根拠の説明／記載がない	記載があるが意味をなさない	記載がない
3	小児の健康レベルに応じた観察項目	事実・根拠の説明／記載が論理的である　小児の特徴、治療、処置と関連付けている	事実・根拠の説明／記載がある　小児の特徴について説明／記載がある	事実の説明／記載はあるが根拠の説明／記載がない	記載があるが意味をなさない	記載がない
4	小児の苦痛を緩和する援助	事実・根拠の説明／記載が論理的である　小児の特徴、治療、処置と関連付けている	事実・根拠の説明／記載がある　小児の特徴について説明／記載がある	事実の説明／記載はあるが根拠の説明／記載がない	記載があるが意味をなさない	記載がない
5	健康レベルに応じた成長・発達の支援	事実・根拠の説明／記載が論理的である　疾患と関連付けている	事実・根拠の説明／記載がある　疾患について説明／記載がある	事実の説明／記載はあるが根拠の説明／記載がない	記載があるが意味をなさない	記載がない
6	家族への配慮	事実・根拠の説明／記載が論理的である	事実・根拠の説明／記載がある	事実の説明／記載はあるが根拠の説明／記載がない	記載があるが意味をなさない	記載がない
7	生活の場での小児と家族への支援	事実・根拠の説明／記載が論理的である　生涯発達の視点から考察している	事実・根拠の説明／記載がある	事実の説明／記載はあるが根拠の説明／記載がない	記載があるが意味をなさない	記載がない

1～7それぞれについて、自己評価を行い、該当箇所に○（丸）を直接記載してください。

いく必要がある。評価観点は、レポートの見出しにも相当し、何について情報収集し、レポートを記載していけばよいかについて学生がルーブリックを見てわかるように工夫した。

（4）評価基準

　レポート課題の評価では、「何について」記載するのかと、「どのように」記載するのかについて教員—学生相互で共通理解ができていることが必要となる。これができていないと、教員は「もう少しこういうところまで記載してほしかったのに」となるし、学生は「あんなに一生懸命書いたのに」とすれ違いができてしまう。レポートに「何を」「どこまで」記載することが求められているのかを学生が理解できる評価基準となっているかを確認した。

実際に使用して

多数の科目の課題提出が重複する期間ではあったが、学生が提出したレポートは、学修目標に沿った内容となっていた。多くの学生が、複数の文献にあたり、疾患や治療について詳細に記載することができていた。さらに、根拠を適切に示して説明し、疾患、治療、看護、小児の特徴などの要素がそれぞれ単独ではなく、情報どうしの関連を考察し、記載しようとしていた。教員にとっても、「どのようなレポートであってほしいか」という基準がルーブリックによって明確であったため、100人以上の学生の評価を一貫した視点で評価できているという感覚を得ることができた。評価尺度を学生が選択しやすいようにと5つに設定したが、学生の自己評価を見ると、中間の尺度にチェックを付けた学生は少なかったため、3つの評価尺度のほうが、学生の自己評価はしやすかったと考えられる。

ルーブリック評価の利点と課題

今回、レポート課題の評価にルーブリックを使用し明らかになった利点は、教員の立場からは、評価の視点が明確になるということがあげられる。教員は、公平に評価したい、学修目標を達成できているかについて学生と共通認識をもちたいと常々感じており、ルーブリックを使用することは、それを可能にする方法であったと考える。また、学生にとっては、レポートに記載すべきことが示されていることで、学習課題への取り組みの方向性を見失わずに完成させることができていたのではないかと考える。

課題として、ルーブリックを使用したことについて、学生と十分ディスカッションができなかったことがあげられる。提出されたレポートを見ると、学生はルーブリックを課題達成に活用したことが見受けられるが、実際どうだったのかについて、フィードバックすることで、より学生の学習を促進する改善点が見つかるのではないか。また、今回、評価観点に、レポート記載の書式について含めなかったが、少数の学生から質問があったため、学生がとまどうことがないように、評価観点を整理していく必要があると考える。

今回のレポート課題にルーブリック評価を導入したことは、レポート課題が単なる事実の羅列になって、知識を得ることにとどまるのではなく、根拠を思考し、関連を考え、知識を応用することを学生に促すことができた。小児看護学は、学生のこれまでの生活体験では対応できないことも多く、自分がもっている知識をどう活用していくかという作業が非常に重要となる。また、教員にとっては、評価の公平性、迅速性

が向上するとともに、講義や、学習課題の改善点を振り返ることができた。今後は、学生がフィードバックをどのように活用していけばよいかについて、学期中に課された課題全体と個々の課題を統合していく力がつくような講義計画について検討していきたい。

【参考文献】
1) スー・F・ヤング, 他著, 土持ゲーリー法一監訳:「主体的学び」につなげる評価と学習方法:カナダで実践されるICEモデル, 東信堂, 2013.

[母性看護学]

9 母性看護学の技術「沐浴」を評価するために教員が作成したルーブリック

　本稿で取り上げる「母性看護援助論」の授業概要は、「妊娠、分娩、産褥期における母子の看護を行うために必要な基礎的知識と基本的援助技術について教授する」であり、シラバスに記載している。この科目の特徴は、知識を得るだけでなく、演習という授業形態で援助技術についての内容が含まれていることである。

　看護師を目指す学生にとって、臨地ですぐに使える知識と技術であり、具体的で理解しやすいものにする必要がある。そのため、技術の演習は欠かせないものであり、演習で技術を効率的に学ぶためには、事前学習は重要である。

　今回、「母性看護援助論」の技術の一つである「沐浴」に焦点を当てて、沐浴の技術を評価するために、教員が作成した評価表を用いてルーブリック評価を行った結果と課題について紹介する。

ルーブリック評価導入の背景

　「母性看護援助論」では、母性看護に必要な知識を得て、看護の援助の実際を講義と演習で学ぶ組み立てになっている。講義と演習で2単位となっているため、演習に割く時間は非常に少ないのが現状である。教員には90分×2コマのなかで学生に多くの技術を演習させることが求められるが、全員の技術の評価まで行うことは難しく、実際には技術を体験させる程度にとどまっている。したがって、「母性看護援助論」履修後、臨地実習まで自己演習の期間を設けている。

　臨地実習では、学生が単独で技術を実施することはなく、教員の指導・補助のもとに実施しているが、実習指導には、常勤教員、非常勤教員など複数の教員がかかわっている。

　以上のことより、技術の評価には明確な基準が必要であり、将来的には学生間のピア評価も可能にしたいと考えている。

ルーブリック作成のプロセス：思考の4段階（4 Step）

第1 Step：振り返り

①シラバスに立ち戻り、シラバス全体と学習課題を見直す

　まず、シラバスを再確認した（**表1**）。「母性看護援助論」は全体15コマのうち2コマを演習に充てている。13コマで「妊娠、分娩、産褥期における母子の看護を行うために必要な基礎的知識」を修得し、2コマで「基本的な母性看護技術が習得できる」という到達目標を達成するには、技術の項目を厳選する必要があるということがわかった。そこで、母性看護技術のなかで、臨地実習において、ほぼ全員の学生が実施可能な「沐浴」に焦点を置いた。学習課題は「新生児の身体的特徴を理解し、安全安楽に配慮し沐浴ができる」とし、ルーブリック評価表を作成することとした。

②ほかの教授内容と学習課題との関係

　母性関連の科目については、2年次前期で「母性看護学概論」を履修し、2年次後期で「母性看護援助論」を履修する。そして、3年前期から母性看護学実習が開始となる。「母性看護学概論」では、母性看護全般について、必要な理論、概念について学び、「母性看護援助論」では妊娠・分娩・産褥・新生児に関する内容を学ぶ。臨地実習に向けて、より実践的な知識・技術を習得することになる。臨地実習では、受け持ち褥婦の新生児の沐浴を行い、衣服の交換、おむつ交換など直接的なケアを実施する。とはいえ新生児は自分の欲求を表現することができないことから、ケアには細心の注意が必要になる。つまり、「母性看護援助論」の演習で基本的な知識と技術がクリアできていなければ臨地実習でのケアの実施は難しいといえる。

③学習課題完成のための学生のスキルとコンピテンシー

　近年の学生の傾向として、「母性看護援助論」の履修前に、新生児の抱っこ、沐浴などを経験している学生はほとんどいない。しかし、学生にとって新生児の沐浴は、緊張感をもちながらも、興味があり、ぜひ実施したい技術である。そのために事前課題を学習し、学生なりの興味関心と肯定的なイメージをもって臨んでいるのが理解できる。初めての演習のため、技術の習得のスピードに個人差があると考えられる。

④学習課題達成の証拠探し

　学生の沐浴技術が「できた」と判断するにはどのような内容が達成できればよいのか検討する段階である。技術の項目をリストアップし、「できた」「できていない」と判断することでよいのか、技術の個人差についてはどのように測るのか、評価尺度、

第5章 領域別「ルーブリック」実例集

表1　科目「母性看護援助論」シラバス

科目名	母性看護援助論			
学部・曜日・時限	後期：月曜1限	専門／必修	2単位	30時間
担当者	佐原玉恵			
対象学年	看護学科2年次			
授業概要	妊娠、分娩、産褥期における母子の看護を行うために必要な基礎的知識と基本的援助技術について教授する。			
到達目標	1. 知識（理解）：妊娠・分娩・産褥期の女性の生理的変化が理解できる。 2. 知識（理解）：新生児の生理的特徴が理解できる。 3. 知識（理解）：母性の看護に必要な基本的な内容を理解できる。 4. 思考・判断：得た知識、技術を活用し、事例のケア計画が立案できる 5. 技能（表現）：基本的な母性看護技術が習得できる。 6. 態度（関心・意欲）：事例のケア計画や技術演習など積極的に参加し、自ら学ぶ姿勢を養う。			

	授業計画	授業形態	授業時間外学習
1	ガイダンス、母性看護援助論の目標、妊娠の生理	講義	妊娠の成立とホルモン 妊娠経過について
2	妊娠期の女性の身体心理変化　マイナートラブル	講義	妊娠による母体の変化、マイナートラブルについての症状・原因・対処法についてまとめる。
3	妊娠期の身体変化のアセスメントと異常	講義	妊娠期の異常を挙げ、疾患の定義、要因、症状、治療と看護について
4	妊婦健康診査の方法と各期の看護	講義	教科書該当箇所熟読
5	分娩の生理	講義	分娩の要素、分娩はどのように進行するのか調べてくる。
6	分娩期の看護	講義	分娩期の看護ポイントについて予習しておく。
7	分娩の異常	講義	教科書該当箇所熟読
8	産褥の生理	講義	進行性変化、退行性変化について
9	産褥の異常	講義	教科書該当箇所熟読
10	産褥期の看護	講義	産褥期の観察項目、身体変化を促進するケアについて調べてくる。
11	母性看護技術	演習	演習レポートを作成し準備しておく
12	母性看護技術	演習	演習レポートを作成し準備しておく
13	産褥期の事例についてのケア計画作成	グループワーク	事例について理解する
14	新生児の生理的特徴	講義	教科書該当箇所熟読
15	新生児の異常	講義	教科書該当箇所熟読

評価方法	定期試験 70%　レポート 15%　演習 15%　（レポート、演習はルーブリック評価）
担当教員からのメッセージ	母性看護学の重要な科目です。臨地実習に直結する内容ですので積極的に学習してください。
オフィスアワー	金曜　16：00～18：00

評価観点と評価基準の設定を検討することとなった。

⑤学生に期待する最高の水準と最低の水準

　水準の設定に当たり、文献検討を行った。学生が困難に感じる項目は、首の固定、頭部の支え方、体位変換、耳や鼻に湯が入る、温度調節、短時間の実施、拭き方、その他、児への声掛け、沐浴後の観察[1]などである。声掛けを行いながら沐浴を正確に実施できなかったという報告[2]があり、同時に2つのことを要求するのは最高水準になると判断した。しかし、湯の温度、物品準備、首の固定、洗う手順、背部を洗う場合の体位変換については、最低水準でもクリアしなければならない。したがって最低水準の設定は、「助言や補助を得ながら実施できる」とした。沐浴にかかる時間については最高水準を5分程度とし、評価尺度によって時間を延長することとした。

第2 Step：リスト作成

　このStepでは、沐浴の手技についてのリストと評価尺度を提示する。
　学習課題が「新生児の身体的特徴を理解し、安全安楽に配慮し沐浴ができる」であるため、沐浴の経時的な手技に沿って、最高水準の内容をリスト化した。同時に最低水準のものも作成したところ、最高と最低の水準に程度の幅があり、3段階で評価するのは無理があると考え、4段階の尺度にすることとした。この時点で、25項目がリスト化された。

第3 Step：グループ化と見出しづけ

　まず、沐浴手順に沿って経時的にあげた項目を注意深く読んだ。そこで、一連の動作としてまとまりを作り、グループ化していった。
　「環境整備」「湯の準備」「脱衣と観察」「抱き方と首の支え方」「手順」「児の観察」「水分の拭き取りと着衣」「臍部の観察と処置」の8つのグループとした（**表2**）。1グループの「環境整備」と2グループの「湯の準備」は同様の内容であり、1つにまとめてもよかったが、湯の準備については、児への安全、安楽の配慮が必要であり、注目すべき重要な観点があると考え別に設けた。
　ここで、沐浴手技を経時的にリスト化することで、すべての手技をリストアップできたが、沐浴の学習目標に沿って評価することが難しいことに気が付いた。そこで、学習目標に立ち返り、グループ化を修正した。つまり、演習については、事前学習を含めた評価観点が必要であり、手順に沿って技術ができるためには「1．沐浴準備の知識」「2．安全安楽」「3．児の観察点の理解」「4．手順の理解と実施」「5．態度」の5つが必要であった。
　そこでグループを上記の5つに再編し、評価基準を分類した。その結果、臍部の観

表2　沐浴の学習リスト

環境整備	・物品がすべてそろっている。 ・物品が適切に配置されている。 ・新生児の衣服の準備が整っている。
湯の準備	・湯の最適温度がわかる。 ・湯の温度の確認ができる（温度計、肘での確認）。
脱衣と観察	・衣服をスムーズに脱衣できる。 ・排泄の確認ができ、おむつ交換ができる。 ・皮膚の状態など全身状態の観察ができる。
抱き方と首の支え方	・頸部の支えが安定している。 ・抱き方が正しく安定している。
手順	・洗う手順が正確でスムーズである。 ・眼、顔の拭き方を理解しておりスムーズにできる。 ・耳、腋窩、鼠径部が丁寧に洗える。 ・体位変換がスムーズである。 ・丁寧に洗えており余裕がある。 ・5分程度。
児の観察	・児の様子、泣き声などに注意が向けられ、あやすことができる。 ・体位変換をしたときに児の顔と水面の高さなどに注意でき、確認できる。 ・児の急な変化（泣き、排便、排尿、チアノーゼなど）に落ち着いて対応できる。
水分の拭き取りと着衣	・水分の拭き取りは丁寧で手際が良い。 ・着衣がスムーズである。 ・おむつの付け方が正確で手際よい。 ・児の低体温に注意しながら短時間で着衣ができる。
臍部の観察と処置	・臍部の観察ができ、どのような処置が必要かわかる。 ・臍処置が一人でできる。

察と処置、沐浴手技の重複内容の削除、学生の態度に関する項目を追加するなどし、最終25項目がリスト化された。演習後に継続して自己演習をしてもらうことと、臨地実習で意欲的に実施してもらうために、評価尺度は単に数値ではなくレベルに応じたネーミングとした。「自立レベル」「実習到達レベル」「演習レベル」「努力レベル」の4段階とし、現時点でどこまで到達しているのかわかるようにした。さらに演習を複数回することでレベルを上げることができるように作成した。

評価得点は最高水準を4点、最低水準を0点または1点とした。評価観点「沐浴準備の知識」については評価基準が4項目あるが、事前の知識がなければ沐浴の実施が極めて困難になると考え、この観点については最低水準の評価点を0点とした。つまり、評価点は最高100点（4点×25項目）、最低21点（1点×21項目＋0点×4項目）と設定した。

第4 Step：表の作成

1つの評価観点には、複数の評価基準があるので、チェックボックス方式とした。評価基準の一文章は1つの評価内容とするべきであったが、複数になった箇所もあった。評価は、できている点、できていない点について具体的にフィードバックできるように作成した（表3）。

表3　沐浴の実施のルーブリック評価表

学習課題：新生児の身体的特徴を理解し、安全安楽に配慮し沐浴ができる。

評価観点	評価尺度	自立レベル　4点	実習到達レベル　3点	演習レベル　2点	努力レベル　0〜1点
1	沐浴準備の知識（4点×4）	□助言なしで物品がすべてそろっている	□助言なしで物品がすべてそろえられる	□少しの助言で物品がすべてそろえられる	□助言がなければ物品がそろえられない（0点）
		□助言なしで物品が適切な位置に準備されている	□少しの助言で物品が適切な位置に準備されている	□助言によって物品を適切な位置に準備できる	□かなりの助言で物品を適切な位置に準備できる（0点）
		□助言なしで新生児の衣服の準備が整っている	□少しの助言で新生児の衣服の準備が整っている	□助言によって新生児の衣服の準備ができる	□かなりの助言で新生児の衣服の準備ができる（0点）
		□湯の最適温度がわかる	□湯の最適温度がわかる	□湯の最適温度がわかる	□湯の最適温度がわからない（0点）
2	安全安楽（4点×4）	□温度計と肘の感覚でみる2種類の温度の確認ができる	□少しの助言で温度計と肘の感覚でみる2種類の温度の確認ができる	□助言によって温度計と肘の感覚でみる2種類の温度の確認ができる	□温度計と肘の感覚でみる2種類の温度の確認方法がわからずかなりの助言と補助でできる（1点）
		□抱き方が安定しており、安心感がある	□抱き方が安定している	□抱き方がやや不安定であるが助言によって修正できる	□抱き方が不安定であり、補助が必要である（1点）
		□頸部の支えが安定している	□少しの助言で頸部の支えが安定する	□頸部の指の位置を確認することで支えが安定する	□指の位置を説明し確認しても頸部の支えはできるが安定しないため補助が必要である（1点）
		□体位変換をしたときに児の顔と水面の高さなど注意でき、確認できる	□体位変換をしたときに児の顔と水面の高さなど注意できるが自分で確認できず、指導者に確認してもらう	□体位変換をしたときに児の顔と水面の高さなど注意できていないが、指導者が確認し助言することで修正できる	□体位変換をしたときに児の顔と水面の高さなど注意できておらず、危険なため指導者が児を支える必要がある（1点）
3	児の観察点の理解（4点×6）	□排泄の確認ができ、おむつ交換がスムーズにできる	□排泄の確認ができ、おむつ交換ができる	□排泄の確認ができ、おむつ交換に少しの補助が必要である	□排泄の確認ができるが、おむつ交換にかなりの補助が必要である（1点）
		□脱衣したときに皮膚など全身状態を観察できる	□脱衣したときに皮膚など全身状態を少しの助言で観察できる	□脱衣したときに皮膚など全身状態を指導者の助言を得ながら一人で観察できる	□脱衣したときに皮膚など全身状態を一人では観察できず、指導者と共に観察できる（1点）
		□児の様子、泣き声などに注意が向けられあやすことができる	□児の様子、泣き声などに注意を向けることができ簡単な声掛けができる	□児の様子、泣き声がわかるが注意する余裕がなく沐浴を優先している	□児の泣き声におどろきとまどっている（1点）
		□児の急な変化（泣き、排便、排尿、チアノーゼなど）に落ち着いて対応できる	□児の急な変化（泣き、排便、排尿、チアノーゼなど）に気づき報告できる	□児の急な変化（泣き、排便、排尿、チアノーゼなど）に気づいているがどうすればよいかわからない	□児の急な変化（泣き、排便、排尿、チアノーゼなど）に気づいていない（1点）
		□児の低体温に注意しながら短時間で着衣ができる	□児の低体温に注意しているが少し時間がかかる	□児の低体温に注意できておらず時間がかかる	□児の状態に注意できず、技術を行うことで精いっぱいである（1点）
		□臍部の観察ができ、どのような処置が必要かわかる	□臍部の観察ができる	□助言により臍部の観察ができる	□かなりの助言のもと、臍部の観察ができる（1点）

	評価観点 / 評価尺度	自立レベル 4点	実習到達レベル 3点	演習レベル 2点	努力レベル 0〜1点
4	手順の理解と実施 (4点×9)	□衣服をスムーズに脱がせることができる	□衣服を脱がせることができる	□袖の部分に手間取るが衣服を脱がせることができる	□袖の部分に手間取り助言と介助により衣服を脱がせることができる (1点)
		□洗う手順が正確でスムーズである	□洗う手順が正確である	□洗う手順は理解しているが助言を必要とする	□洗う手順がわかっておらず、助言が必要である (1点)
		□眼、顔の拭き方を理解しておりスムーズにできる	□眼、顔の拭き方を理解しており、拭き残しなくできる	□眼、顔が手順どおり拭ける。助言により拭き残しがない	□眼、顔の拭き方の手順を理解しておらず、助言のもと拭くことができる (1点)
		□耳、腋窩、鼠径部が丁寧に洗える	□耳、腋窩、鼠径部が洗える	□耳、腋窩、鼠径部が少しの助言で洗える	□耳、腋窩、鼠径部が助言したことで洗える (1点)
		□体位変換がスムーズである	□少しの助言で体位変換がスムーズにできる	□助言によって体位変換ができる	□体位変換の仕方がわからず、助言と補助によりできる (1点)
		□5分程度	□5分以上7分以内	□7分程度	□7分以上 (1点)
		□水分の拭き取りは丁寧で手際が良い	□水分の拭き取りは丁寧である	□水分の拭き取りができている	□水分の拭き取りが不十分である (1点)
		□着衣がスムーズである	□着衣はできている	□着衣ができるが、袖通し、ひもの結びなど助言が必要である	□着衣の手順が理解できておらず、袖通し、ひもの結びなど、助言と補助が必要である (1点)
		□おむつの付け方が正確で手際よい	□おむつの付け方は正確にできている	□おむつを付けることができるが、足回りのギャザー部分などは助言がないと正確に装着できていない	□助言がないと正確におむつを装着できない。腹部のゆるみ部分、足回りギャザー部分を確認できていない (1点)
5	態度 (4点×2)	□児に対して尊重した態度がとれる。モデルを児に見立てて尊重する	□児に対して尊重した態度がとれる。モデルを丁寧に扱う	□児に対して尊重した態度がやや不十分。モデルを問題なく使用する	□児に対して尊重した態度がとれていない。モデルの扱いが雑である (1点)
		□和やかな雰囲気で実施し、安心感と好感がもてる	□和やかな雰囲気で実施できる。助言に対してすぐに理解し修正できる。好感がもてる	□助言に対して、修正しようと努力している	□助言に対して理解できないのか、修正する努力がみられない (1点)
	合計(得点)				点

ルーブリック作成時のポイント

(1) 評価者の共通認識

　評価者の共通認識として、手技が少々異なっても、技術のポイントが理解できており、実施できていればよいということで、評価に幅をもたせることが重要であると考えた。また、助言を行う際も、少しの助言からスタートし、理解できていなければはっきりと指摘し、助言や補助によって修正しながら沐浴が安全に実施できるようにした。

（2）評価観点項目数

評価観点は、「1．沐浴準備の知識」「2．安全安楽」「3．児の観察点の理解」「4．手順の理解と実施」「5．態度」の5つとした。評価基準が2〜4のものが4グループでき、評価観点の「4．手順の理解と実施」は、手技の細かな点に気を配るため多くの項目になってしまった。沐浴実施中に助言をするなど、リアルタイムに評価しなければならないため、洗う過程に沿って基準をあげていった。

（3）明確な記述と区別

評価尺度を4段階としたため、最高水準以外の評価尺度の基準の判別が困難な箇所が出てきた。あいまいな点については「少しの助言でできる」「助言によってできる」とし、努力レベルについては、「かなりの助言」もしくは「補助を必要とする」と表現し判別できるようにした。

（4）評価観点の妥当性の担保と改善

評価観点について、学習目標を網羅できるように作成したが、沐浴技術のみの評価であれば、手順どおりのチェック表を作成してもよかったのではないかと考えた。しかし、チェックリストであれば、単なる手順書になってしまう。沐浴であれ、他の技術であれ、手順書にした場合、その順序性に学生はこだわりかつ技術としての原則論やなぜその行為を行うのかという視点を忘れがちになる。ルーブリックの利点を生かして改善していく必要がある。いずれにしても評価表を複数回使用することで評価観点の妥当性が担保されていくと考える。

実際に使用して

作成した評価表を用いて、学生の沐浴技術を評価した。評価を担当する教員には事前に評価表を見てもらい、評価基準を確認してもらった。評価後の振り返りでは、助言をするタイミングや程度について質問があったが、評価者の判断にゆだねることとした。学生にはその場で助言し、手順や手技の修正をしたほうがよい場合と、実施後の振り返りで確認すればよい場合があるので、評価者は余裕をもって評価をする必要がある。

次に、教員に評価された学生が教員と共に評価の振り返りをした後、他の学生の評価を担当した。学生間のピア評価を実施したが、評価表をしっかりと理解していない場合は評価が難しく、助言のタイミングも難しいので、教員が評価者の補助を行うこととなった。

また、評価基準のなかで、臨地実習では実施できるが演習では場面設定が難しい項

目があった。学生からは、「不明点については事前に質問し確認しておけば評価することができる」との意見が出された。

ルーブリック評価の利点と課題

ルーブリック評価表を作成して気づいた主な利点は以下のとおりである。

教員にとっての利点は、評価基準が具体的にわかるため、自分以外の教員が評価しても類似した結果を得られることである。

学生にとっての利点は、評価観点が明らかになることで、演習のねらいが理解でき、どの評価基準がどの程度できればよいかという到達レベルを理解しやすいことである。さらに、レベルアップのために目標を設定しやすいことがあげられる。また、結果を評価者と共に振り返ることもできる。

課題としては、評価表を作成した後、十分活用できるか確認して何度も修正をする必要があることである。評価尺度、評価基準の妥当性を得るために十分な時間が必要である。

今回は沐浴技術のルーブリック評価表を作成して使用した。一つ一つの手技を確認し、評価観点にあった基準を作成するのはかなりの苦労があった。しかし、技術を十分に確認することで、臨地実習での体験、学びがさらに効果的になるのではないかと再確認できた。

【引用文献】
1) 渡辺恭子, 新小田春美, 北原悦子：母性看護学演習における学生の評価と課題；沐浴技術演習の評価から, 九州大学医学部保健学科紀要, 7, 2006, p.83-94.
2) 木下照子, 谷野宏美：A大学学生が難しいと捉える沐浴技術の傾向, 新見公立大学紀要, 34, 2013, p.41-43.

[精神看護学]

10 当事者参加型授業の学びを評価するルーブリック

　本稿では、「精神看護学概論」におけるルーブリックを取り上げる。

　精神看護学は、1996年（平成8年）の保健師助産師看護師学校養成所指定規則の改正により科目として独立した。この改正により精神看護学は、従来の成人看護学の一部として精神障がいを有する者への看護を扱う精神科看護から、より広義に人間の心の成長発達と健康全般を扱う幅広い内容を有する科目となった。

　とはいえ、授業内容は精神障がい者とその家族への看護が核となることに変わりはなく、こころの健康と健康障害の連続性や精神障がいをもつ対象の具体的なイメージ化等について、苦心しつつ授業を構築している精神看護学教員も多いと思われる。当事者参加型の授業はこのような点において多くの学びをもたらすことが可能なものであり、実際に多くの大学や専門学校で取り入れられている。

　本学でも筆者が着任以来、地域の精神障がい当事者を招いて病の体験について語ってもらう授業を取り入れている。ここでは、当事者の語りから学ぶ授業の学びにおいて、学生の感想レポートによりルーブリック評価を行った結果と課題について紹介する。

ルーブリック評価導入の背景

　本学では、筆者が長年かかわっている地域活動支援センターの通所者に依頼し、毎年2～3名の精神障がい当事者に闘病生活や地域活動支援センターでの活動について語ってもらっている。

　授業の流れは次のとおりである。

　まず、教員から当事者の紹介と地域活動支援センターの法的位置づけや概要を説明した後、当事者一人につき15分程度で語ってもらう。その後、質疑応答の時間を設けて学生と当事者が直接話をする機会を設ける。質疑応答後は、当事者には控室に退室していただき、学生は授業の感想を書いて終了である。

　なお学生の書いた感想は当事者にフィードバックしている。また、当事者には大学規定の講師料を支払っている。

これまで、語りの授業が「精神看護学概論」の最後のコマであり（表1参照）、それまでの授業内容の総まとめ的位置づけとなっていること、学生個々の自由な観点から感想を書いてほしいとの思いから、教員からは語りを聞く視点をあらかじめ提示しておくことはしていなかった。

しかし、教員の意図する学びの成果にとうてい及ばないと思われる感想がみられること、回数を重ねるにつれ当事者がより詳細な学生の学びについて知りたがるようになってきたことなどから、明確な学びの視点を提示することの必要性に迫られた。

そこで今回、当事者の語りの授業で意図する学びの成果についてルーブリックとして提示し、教員・学生で共有することを目指した。

ルーブリック作成のプロセス：思考の4段階（4 Step）

第1 Step：振り返り

①シラバスに立ち戻り、シラバス全体と学習課題を見直す

ルーブリック作成にあたり、シラバス全体を見直した。

本科目は、"ライフサイクルをとおしてこころの健康をよりよく保つために必要な知識や理論を理解し、精神看護を実践する基盤を構築する"ことを目的としている。そのなかで、当事者の語りを活用した本授業は科目の締めくくりとして位置付けている。これまでに得た知識を統合して精神障がい者への理解を深め、どのような姿勢で援助を提供すべきかを考えることをとおして、後期に開講される援助論へとつなげることをねらいとしている。そのため、本授業のルーブリック学習課題は、「精神障がいや精神障がいと共に生きる人々への理解を深め、支援者としての在り方について考えることができる」とした。

②ほかの教授内容と学習課題との関係

「精神看護学概論」は2年次前期に行われる必修科目である。疾病・治療に関する授業は本授業と並行して行われているため学習途中であり、理解は十分とはいえない状態である。また、いわゆる精神保健的内容を教授する科目は本学にはなく、一般教養科目で心理学を選択した学生がいるのみである。そのため、本科目のなかで学習課題を達成するための準備を整える必要性があり、授業内容が一般的かつ網羅的になっている。

③学習課題完成のための学生のスキルとコンピテンシー

「②ほかの教授内容と学習課題との関係」で述べたとおり、「精神看護学概論」は授

表1　科目「精神看護学概論」シラバス

科目名	精神看護学概論			
学部・曜日・時限	前期：金曜日2限目	専門・必修	2単位	30時間
担当者	藤森由子			
対象学科	看護学科2年生			
授業概要	ライフサイクルをとおしてこころの健康をよりよく保つために必要な知識や理論を理解し、精神看護を実践する基盤を構築する。			
到達目標	態度（関心・意欲）：こころの健康と社会についての関心を高め自ら学ぶ態度を身につけることができる 知識（理解）：こころの健康の概念を理解し、精神看護の役割と機能について理解できる 思考・判断：学習をとおしてこころの健康の維持・増進・向上に必要な看護実践のアセスメント力の土台を養うことができる 技能（表現）：こころの健康の維持・増進・向上に必要な看護実践の基盤となる諸理論を理解し看護に活用できる基盤とすることができる			

	授業計画	授業形態	授業時間外学習
1	精神看護について	講義	
2	精神保健医療の歴史	講義	【予習】テキスト1の該当箇所を熟読
3	精神保健医療に関する法制度	講義	【予習】テキスト1の該当箇所を熟読
4	精神看護における倫理	講義・演習	【予習】日本看護協会HP「看護者の倫理綱領」に目を通しておく
5	地域精神保健医療と看護	講義 DVD視聴	
6	こころの機能①〜精神力動と防衛機制〜	講義	【予習】テキスト1の該当箇所を熟読
7	こころの機能②〜危機理論・ストレス理論〜	講義	【予習】テキスト1の該当箇所を熟読
8	こころの機能③〜発達理論〜	講義	【予習】テキスト1の該当箇所を熟読
9	精神看護の理論①〜ペプロウ他〜	講義	
10	精神看護の理論②〜リカバリー・ストレングス〜	講義 DVD視聴	【予習】「リカバリーへの道」金剛出版に目を通しておくとよい
11	リエゾン精神看護	講義	【予習】日本看護協会のHPに掲載されている専門看護師についてみておくこと
12	職場のメンタルヘルス〜看護職のメンタルヘルスを中心に〜	講義	
13	精神看護を考える①〜精神看護に関連するDVD視聴〜	DVD視聴 GW	
14	精神看護を考える②〜DVD視聴後のGW〜	DVD視聴 GW	
15	体験としての病〜当事者の語りから〜	当事者による講演	【予習】当事者への質問を考えておいてください（ルーブリック評価）

評価方法	試験（90％）とルーブリック評価（10％）で評価します
担当教員からのメッセージ	日常生活でも精神保健医療福祉に関するニュースに関心をもって、ニュースや新聞に目を通してみてください

業内で学習課題を完成させるための準備を整える授業構成になっている。具体的には、こころの健康の概念の理解、精神保健医療の歴史と法制度と関連した精神障がい者の人権保護、こころの機能と成長発達に関する諸理論等であり、授業をとおしてこれらの知識の獲得は進んでいると思われる。しかし、疾病・治療は本授業に並行して学習中であることから精神疾患や症状の具体的なイメージをもつには至っていないと思われる。加えて、例年の傾向として精神障がい者と実際にふれ合った経験をもつ学生は非常に少ないため、看護の対象である"生活者"としての精神障がい者をイメージすることにも困難を有していると考えられる。

④学習課題達成の証拠探し

　当事者の語りを聞く授業での学生の学びについての証拠探しは、当事者参加型授業で学生が何を学ぶのかについて文献検討によって行うこととした（第2 Step参照）。

⑤最高の水準と最低の水準の明確化

　本授業では、精神障がい者への理解を深めることと支援者としての在り方を考えることを学習課題としている。

　ここでいう「理解」や「考える」とは、近年の精神保健医療福祉において必要不可欠な概念であるリカバリーやストレングスといった視点をもって理解する、考えるということを意味している。

　したがって、「最高の水準」はリカバリー、ストレングスの視点をもって対象を理解し支援者としての在り方を考えるとし、「大変よく理解し深く考えている」という表現にした。「最低の水準」は語られた内容を言葉として理解するとして、「もう少し理解と考えを深める努力が必要」という表現にした。

第2 Step：リスト作成

　精神看護学に関するルーブリックの資料はあまりなく、本授業用にアレンジ可能な一般的ルーブリック[1]のようなものも目にしたことがなかった。そのため、まずは精神障がいをもつ当事者参加型授業の学びに関する文献検討を行った。そして、学生が当事者参加型授業から何を学んでいるのかについて具体的な学びの内容を抜き出し、リストを作成した。

第3 Step：グループ化と見出しづけ

　第2 Stepで作成したリストは、大きく「精神疾患に関する学び」「精神障がい者に関する学び」「看護の在り方に関する学び」の3つのグループに分類できた。「精神障がい者に関する学び」は内容によってさらに分類でき、「精神障がい者の思いについ

ての学び」と「精神障がい者の認識についての学び」の2グループとした。ここに社会資源の内容について筆者が1グループ付け加えて、合計5グループ、項目数20となった。グループ化の際、実習に活かせたという内容の学びは学習課題には含まれないため、今回は除外した。

次に、上記でまとめた5グループの見出しを考えた。この見出しは評価観点となるため、それぞれのグループの内容を端的に表し、かつ一読して理解しやすいものになるよう心がけた。

その結果、評価観点は「精神疾患の理解」「精神障がいと共に生きる人々の思いの理解」「精神障がいと共に生きる人々に対する認識」「精神障がいと共に生きる人々への支援」「精神障がいと共に生きる人々を支援する制度や社会」とした。

評価点は傾斜配分とし、最高水準を20点から最低水準を5点、合計100点満点とした（最低水準でも学びはゼロではないということを考え、配点をするようにしている）。

評価尺度はやや一般的すぎるきらいはあるもののわかりやすさを優先し、「大変よく理解し深く考えている」「比較的よく理解し考えている」「一般的な理解と考えを持っている」「もう少し理解と考えを深める努力が必要」の4段階とした。

第4 Step：表の作成

表は評価項目1つにつき、1つの評価を行うようにした。1つの評価項目内で複数の項目を評価することも考えたが、あまり複雑でないほうが評価しやすいと考えたこと、第3 Stepにおいて評価内容の精選ができていたことからこのようにした。体裁については、字の大きさ、枠線の太さ、文字のバランス等、見やすさを重視しできるだけシンプルな表となるように努めた（**表2**）。

ルーブリック作成時のポイント

（1）評価基準はシンプルに、常に学習課題を念頭に

現在、入手可能な精神看護学の授業評価のためのルーブリックはあまり多くはない。そのため、今回は当事者参加型の授業に関する文献検討を行い、学生が何を学ぶのかについて証拠集めを行った。当事者参加型授業の成果報告は多いためこの作業自体は困難ではなく、数多くリストアップされた内容をどう評価基準に変換していくかが重要であった。

教員の授業への思いからつい多くの項目を評価基準として入れ込んでしまいがちであるが、複雑な評価基準は学生にとっても負担である。できるだけシンプルかつわかりやすい表現となることを意識しつつ、学習課題を念頭にグループ化されたものの理解度や視点の広がり等を慎重に検討を行い、評価基準を作成した。

表2 当事者参加型授業のルーブリック評価表

学籍番号　　　　　氏名

学習課題：精神障がいや精神障がいと共に生きる人々への理解を深め、支援者としての在り方について考えることができる。

	評価観点＼評価尺度	大変よく理解し深く考えている	比較的よく理解し考えている	一般的な理解と考えを持っている	もう少し理解と考えを深める努力が必要
1	精神疾患の理解	授業で学習した精神疾患の回復過程が具体的にイメージできている（20点）	授業で学習した疾患や症状が対象者の生活に影響することが具体的に理解できている（15点）	授業で学習した精神疾患と症状の実際が理解できている（10点）	授業で学習した精神疾患や症状と語りに出てきた疾患や症状が一致している（5点）
2	精神障がいと共に生きる人々の思いの理解	「語り」の内容から当事者のリカバリーの過程を見出せている（20点）	「語り」の内容から当事者が病気と折り合いをつけ前向きに生きていこうとする側面を見出せている（15点）	「語り」の内容から、精神障がいと共に生きることへの葛藤や苦しみを見出せている（10点）	精神疾患を発症したことにより、当事者がつらい経験をしたのだなということが理解できている（5点）
3	精神障がいと共に生きる人々に対する認識	精神障がいと共に生きる人々は病気と付き合いセルフコントロールができると思う（20点）	精神障がいと共に生きる人々には健康的な側面もあると思う（15点）	精神障がいと共に生きる人々が語った内容と自分の経験には共通することがあると思う（10点）	精神障がいと共に生きる人々は想像しているよりも普通に話ができると思う（5点）
4	精神障がいと共に生きる人々への支援	対象者の健康的な部分や強みを引き出すための支援について意見を述べている（20点）	（病院・地域を問わず）療養生活を支える支援について意見を述べている（15点）	本人の療養生活支援に加えて、家族支援の必要性についても意見を述べている（10点）	精神障がいを支援するためには何らかの支援が必要であると思うが具体的にそれが何かは述べられていない（5点）
5	精神障がいと共に生きる人々を支援する制度や社会	現在の精神保健医療福祉に関する制度や社会の有り様の問題点を指摘したうえで、看護職として実践可能な改善案を提案できている（20点）	現在の精神保健医療福祉に関する制度面の問題点を指摘したうえで改善案を提案できている（15点）	現在の精神保健医療福祉に関する制度や体制の良い点と問題点を指摘できている（10点）	現在の精神保健医療福祉に関する制度にどのようなものがあるか説明できている（5点）
	合計点	/点　（100点中）			

（2）何を使って成果をはかるか

　今回、文献検討から始めて学習課題達成のための評価項目の検討までは比較的スムーズに行うことができた。しかし、本授業の学習課題は実際に何か目に見える形での成果物（技術の実施やパンフレット作成など）の産出ではなく、主に学習者である学生の内面的変化を求めるものであった。そのため、それらをどのようにしてはかるかが重要であり、工夫が必要な点であった。

　本授業では、以前から当事者にも目を通してもらうことを前提に授業の感想をA4用紙1枚程度で書いており、それを活用することが可能であった。つまり、学生はルーブリックを参考にして語りを聞いたうえで感想を書くことができ、教員は学生が書いた感想の内容を吟味することで学生の学びの程度を客観的に把握し評価することができた。

　しかしながら、本授業は"良いレポートを書くこと"が目的ではない。レポートを使って評価することを強調しすぎることは本来の目的である学習課題の達成からずれ

てしまうおそれがあるため、説明の仕方には注意が必要であった。

実際に使用しての気づき（学生評価）

　学生からは、ルーブリックを使用した評価について「当事者の語りをどのような視点で聞けばよいのか事前にわかるので話が聞きやすい」「レポートを書く際に書くべきポイントがわかりやすい」とおおむね好評であった。また、学生が当事者の語りから学んだと考えている内容と評価観点、項目がほぼ一致していたことから、評価に対する不満感も少なかったようである。ルーブリックによる実際の評価点は70点台半ばの平均点となり、上々の理解度を得たことがわかった。

　一方で、「精神障がいと共に生きる人々を支援する制度や社会」の評価観点については、当事者の話からは学ぶことが難しいという意見が多数あがった。授業の冒頭に既習の法制度と絡めて地域活動支援センターの説明を行い、当事者の語りから社会資源の活用の実際について学ぶという教員の意図が伝わり切らなかったのか、そもそもこの授業にふさわしくない評価観点であったのか、今後、検討が必要である。また、文章表現がやや硬いという指摘もあったため、わかりやすさという点についてもさらに見直しが必要である。

ルーブリック評価の利点と課題

　ルーブリックを用いた評価の教員側の利点としては、やはり評価の視点がぶれないことに加え、評価にかかる時間の短縮が大きいと感じた。

　しかし、最大の利点は、学習課題を明確化し、評価項目も含めて学生と事前に共有しておくことにより、学生がおのずと提示された視点で学びを深めようとする点にあるといえる。

　今回の授業でいうと、ルーブリックの提示により学生は学習すべき内容を事前に把握できるため、学生にはそのような内容を当事者の話から聞き取ろうとする姿勢が生まれた。このことは質疑応答やレポート作成にも影響を与え、従来よりも内容に深みのある質疑応答やレポートが作成されていたと感じる。

　一方で、評価観点の吟味という課題も残された。同じ領域を専門とする教員同士が専門的な視点で授業内容やその評価についてじっくりと検討することはルーブリック作成過程において重要であるが、職場の環境によってはそれが困難である場合もあるだろう。そのような場合でも、同僚や学生からのフィードバックを積極的に得るなどしてバージョンアップしていき、より的確に評価可能なルーブリックの作成を目指すことが課題である。

今回、当事者の語りをテーマとした授業のルーブリックを作成し、評価を行った。学生からの評価は上々であり、教員としてもメリットが多いルーブリック評価は、今後もっと積極的に活用していくべきものであると感じる。しかしながら、ルーブリックを作成するには多大な労力と時間が必要なのも事実である。教員がルーブリックを積極的に活用していくための一つの方策として、看護学高等教育機関関連団体等による一般的ルーブリックの提示と、それを教員各自でアレンジできるようなシステムづくりなども有益ではないかと思う。

【参考文献】
1）安藤輝次：一般的ルーブリックの必要性, 教育実践総合センター研究紀要, 17, 2008, p.1-10.

[在宅看護論]

11 在宅看護学概論における事例検討のルーブリック

　保健師助産師看護師学校養成所指定規則で定められている「在宅看護論」は、本学カリキュラムとしては在宅看護学概論、在宅看護援助論、在宅看護学実習で構成され、この順序性で学習していくことになっている。

　本稿では、このうち在宅看護学概論の最後に行う事例検討（演習）について、ルーブリックを使用したので紹介する。

　在宅看護学概論のシラバスは**表1**のとおりであり、対象学年は3年次生で、この時点で各領域の座学・演習とほとんどの実習を終えている。本科目の学習目的は、既修の看護学科目を前提として、後に続く在宅看護論の科目を学習する基礎を築くことである。

　また、紹介する事例検討の目標は、在宅看護の特徴をふまえて看護過程（特に思考過程）を展開し、後に続く在宅看護援助論につなげることである。実際の事例検討は、事例検討の学習課題を示して、在宅看護学が統合分野であることや後の在宅看護論の科目につながっていることなどを説明して開始した。

ルーブリック評価導入の背景

　わが国において、在宅看護は高齢化等の背景もあり、看護基礎学教育においてその重要性が増している。そして、在宅看護論は、指定規則でいうところの「統合分野」であり、今まで学習したことを総動員して学ぶことが求められている。

　また、本学の在宅看護学概論は、次に学習する在宅看護援助論、在宅看護学実習にスムーズに移行する準備ができることが求められている。さらに在宅看護学概論で行う事例検討は、在宅看護の特徴といえる「生活支援」や「家族支援」の観点を活かしつつ、とはいえ、在宅看護援助論を学習していないのでどのように具体的に援助するのかは理解できていない段階での事例検討となる。くわえて、グループで行う検討となれば、一人一人の力が発揮されグループとして機能することも必要となる。

　以上のように様々な課題がある在宅看護学概論において事例検討を組み込んでいるのは在宅看護の基礎的な能力を身につけさせたいと考えているからである。ゆえに、

表1　科目「在宅看護学概論」シラバス

科目名	在宅看護学概論	分野/選択・必修	単位数	時間
対象年次	3年次	専門/必修	2単位	30時間
目的	本科目は、すでに学習したすべての看護学科目を前提として、後に続く在宅看護学科目の大要または基礎を学習する。具体的には、在宅看護の目的や理念、在宅看護を支える法制度、看護過程等を理解し、最終的には与えられた事例のアセスメント〜ケアプランの作成を行う。			
到達目標	知識：在宅看護の基盤となる法制度や社会資源を理解する。 態度：在宅看護の特徴や理念を学ぶ過程から在宅看護に関心をもつ。 技能・思考・判断：在宅看護過程を理解し、与えられた事例のアセスメント〜ケアプランの作成を行い、在宅看護を組み立てることができる。			

授業計画

回数	テーマ	内容	予習・復習
1	1. 科目ガイダンス	在宅看護学に関係する科目の内容、学習のポイント等を把握する。	課題：今までの臨地実習と対比して在宅看護の特徴を整理する。
1	2. 在宅看護の特徴	在宅看護実践のDVDを鑑賞し、在宅看護の特徴をグループで話し合う。	
2	3. 在宅看護が必要とされる社会的背景	わが国の高齢化、それに伴う制度政策の変化等を理解し、地域包括ケアシステムの考え方を理解する。	課題：地域包括ケアシステムにおける看護職者の役割を考え記述する。
2	4. 在宅看護の理念	自立支援、QOL、自己決定等、在宅看護の理念について、その概念と意味を理解する。	復習：講義および教科書で扱った理念を各々短文にまとめる。
3	5. 在宅看護の対象 　1) 特別講義：在宅看護を利用する当事者の姿	実際に在宅看護を受けている当事者の方にお出でいただき、障害体験や在宅看護を受けている体験をお話しいただき、在宅看護において「個人」をどのようにとらえるかグループで討議する。	予習：今までの看護系科目において「個人」をどのようにとらえていたか振り返る。 復習：ABC-Xモデル等、アセスメントモデルを説明できるようにしておく。
4	2) 在宅看護における「家族」	在宅看護において「家族」をとらえる意味とアセスメントモデルを理解する。	
5 6	6. 在宅ケアを展開する機関	訪問看護ステーション、地域包括支援センターを中心に、その機関の制度、現状等からその特徴や役割を理解する。講義の最後にはグループで試験を想定した問題・解答・解説を作成する。	予習：図書館等にある在宅看護関連雑誌を見て、現在、どのような事柄が議論されているか把握する。 課題：他グループが作成した問題に解答する。
7	7. 在宅ケアにおける連携・協働	連携・協働の必要性を理解し、その阻害要因・促進要因、ケアマネジメント、合同カンファレンス等について学習する。	復習：地域ケア会議の目的と機能について整理する。
8 9 10	8. 在宅看護を支える社会資源と諸制度	1) 社会資源をフォーマル・インフォーマルからとらえ、周りにどのような社会資源があるのか把握する。 2) 医療保険制度、介護保険制度等について理解し、講義の最後にはグループで試験を想定した問題・解答・解説を作成する。	課題：他グループが作成した問題に解答する。
11 12	★小テスト 9. 在宅看護過程	開始時、15分の小テストを行う。その後、在宅看護過程の特徴、実際、アセスメントツール、記録等について学習する。	予習：すでに学習した科目「看護過程」を復習して臨む。 復習：事例検討に備え、情報収集〜ケアプランまで整理しておく。
13 14 15	10. 事例検討-GW	3人グループをつくり、与えられた事例についてアセスメント〜ケアプラン作成を行う。15回目は発表会を行う。	課題：発表会で行った質疑を受け事例検討を完成させ提出する。
評価方法	1. 小テスト　15%　　2. 事例検討（ルーブリックで評価する）15%　　3. 筆記試験　70%			
備考	1. 毎回の授業終了時、レスポンスシートを提出します。学習したこと、質問、授業への要望等を書いてください。 2. 教科書・参考書の内容は、授業ですべてを扱うことはできません。予習、復習として十分活用してください。			

着実に学生の力がつくためには、この演習の評価枠組みを明確にしておくことが必要であると考えた。

ルーブリック作成のプロセス：思考の4段階（4 Step）

第1 Step：振り返り

　事例検討のルーブリックを作成する前に、在宅看護学概論のシラバスを見直した。その結果、大きな修正はしなかったが、特に「内容」「予習・復習」について、より学生が理解して行動化しやすいように具体的に記述を修正した。

　事例検討の学習課題は、従来どおり「この科目で学習したことを活かし、また、今まで学習したすべての看護学科目を活かし、与えられた事例についてアセスメント〜ケアプラン作成を行う。3人で構成されたグループで討議しながら進め、15回目で発表する。発表会で他グループからもらった意見等をふまえて修正し、一部提出する」とした。なお、本科目展開の特徴として、DVDの鑑賞、問題・解答・解説を作成、レスポンスシートの提出があり、これらはより学習が深まることと考え継続することとした。

　次に本科目の事例検討を振り返った。

　今までの事例検討は、その重要性は認識しつつも、配点が少ないことも手伝って、どのように評価するかが必ずしも明確でなかった。評価が明確でないということは、事例検討のねらいが曖昧であるということである。また、学生に対しても成果物の課題をコメントの形で返していたものの、何をどのように評価した結果、その点数なのか明確に示すことができていたわけではなかった。

　さらにグループワークという形態は、学生の動きをみていると、最終的な成果を求めるあまり、チームとして機能しない場合も見受けられた。

　そこで、ルーブリック作成の第1 Stepとして、「事例検討を行う前提」を以下のように確認した。

1. 学生のレディネスは、ほとんどの看護学科目を終えている。
2. 本科目のなかで在宅看護における看護過程の特徴は講義形式で学ぶが、具体的な援助方法はまだ学んでいない段階である。
3. 上記2をふまえ、シンプルでわかりやすい事例を与えることとする（実際には、要介護の夫が家に閉じこもりがちであり、妻の介護負担が増している老々介護の事例とした）。

第2 Step：リスト作成

　第2 Stepとして、実習を含む在宅看護学を担当する複数の教員に集まってもらい、概論の事例検討として学生に何を求めるか、自由にあげてもらった。このとき、第1 Stepの「事例検討の前提」を示し、ミーティングという形で意見交換や議論も交えながら進めた。

　また、次のStepである「第3 Step：グループ化と見出しづけ」のため、参加者の許可をもらってミーティング内容を録音した。ミーティングによってリストを作成しようとした理由は、概論のあり方は他の在宅看護学科目に当然波及することであり、在宅看護学概論担当者が1人で決定するものではないと考えたからである。また、関係する教員にルーブリック評価の理解と実践が広まる機会になると考えたからである。

　意見交換の過程では、そもそも事例検討は必要だろうかとの意見も出された。その理由は、在宅看護援助論を学んでいない段階で事例検討をしても学生も教員も不全感が残る、在宅看護援助論で同じように事例検討を行うことにしており実習につなげているというものであった。

　これに対しては、講義形式で在宅看護過程を学んでも定着しない傾向があり、在宅看護援助論で再度、在宅看護過程を講義せざるを得ない現実が語られた。また、看護全体に共通する看護過程の思考法は、さまざまな科目で学んでいるにもかかわらず、実習の場面になるとそこでつまずく学生もかなりみられるといったことが、実習を担当している教員から語られた。そして、実習の段階になっても個人の健康問題にのみ着目してアセスメントし、家族支援や生活支援の発想ができない傾向も語られた。

　最終的には、基盤となる看護過程を踏まえた本科目の特徴を生かした在宅看護過程のさらなる定着のために、在宅看護学概論においても事例検討をすることは効果的であることで一致した。

　ミーティングが終わった後、録音を聞きながら「在宅看護学概論の事例検討として何を求めるか」に関連する発言を抽出し、第2 Stepのリストとした。この際、第1 Stepで確認した前提から明らかにはずれる内容はリストから除外したが、極力リストとして抽出していった。

第3 Step：グループ化と見出しづけ

　第2 Stepで作成したリストをグルーピングし、評価観点を確定していった。この方法は、録音から評価項目と思われる内容をすべてピックアップし、類似するものを集めてネーミングしていったため、第1 Stepと第2 Stepが生かされるものとなった。

　リストのなかでは、グループのあり方として取り組み姿勢や協力の度合いなどがあ

げられたが、事例検討への配点が15点と少なく、グループの取り組み姿勢や協力の度合いを教員がきちんと観察して評価につなげることは現実的でないことから、グループのあり方に関しては、演習中に指導することとして評価からは除外した。

また、在宅看護援助論を学んでいない段階であることを確認したうえでのリスト化であったが、時代の要請を反映してターミナル期にある人への援助のポイントはおさえてほしいとか、事例検討に退院支援の要素を入れてはどうかなどの意見も抽出された。そこで再度、在宅看護学概論で行う事例検討の原点に立ち戻り、看護過程の思考がきちんとできていることと、在宅看護ならではの看護過程の特徴をおさえていることで評価することとした。

以上から、評価観点を表2のように、「①看護過程の思考」「②健康問題と生活支援」「③支援対象としての家族」「④（既修の）アセスントツールの活用」「⑤社会資源の活用」の5項目とした。すなわち、この事例検討の目標はこの5項目ということである。

評価尺度は、「とてもよくできました！（3点）」「よくできました！（2点）」「今一歩！（要復習）（1点）」「今二歩！（しっかり復習）（0点）」とした。評価尺度の表現は、ネガティブな表現にならず、学生が評価や課題を楽しく受け入れることができる表現をこころがけた。「とてもよくできました！」と「よくできました！」を次の在宅看護援助論に進んで学習を積み重ねてよいレベルとした。

第4 Step：表の作成

ルーブリック評価表は、評価が終わった後そのまま学生に渡すこととした。表の冒頭に「学習課題」を示し、学生にとっては事例検討をするときにすでに説明したことではあるが、「学習課題」から評価へ、そして評価から学習課題につながることを意図した。評価基準はチェック方式とした。また、各評価観点ごとにコメント欄を設け、何がグループの課題なのかが学生に伝わるようにした。合計点を表の最後に示した（表2）。

ルーブリック作成時のポイント

在宅看護学概論のなかで一部分ではあるがルーブリック評価を行い、ここから考えられた作成時のポイントを以下に述べる。

（1）ルーブリック評価を行う科目、単元の位置づけを明確に意識する

今回、在宅看護学概論の事例検討にルーブリック評価を行った。こうした一部分に着目するとややもするとその部分だけが精緻化し肥大化し、結果、全体との整合性がとれなくなってしまう危険性がある。事例検討はいうまでもなく、在宅看護学概論、在宅看護学、カリキュラムという構造のなかにある。したがって、ルーブリック作成

表2　事例検討のルーブリック評価表

メンバーの学籍番号と氏名

学習課題：この科目で学習したことを活かし、また、今まで学習したすべての看護学科目を活かし、与えられた事例についてアセスメント〜ケアプラン作成を行う。3人で構成されたグループで討議しながら進め、15回目で発表する。発表会で他グループからもらった意見等をふまえて修正し、一部提出する。

評価観点 \ 評価尺度	とてもよくできました！ （3点）	よくできました！ （2点）	今一歩！ （要復習） （1点）	今二歩！ （しっかり復習） （0点）	コメント
1　看護過程の思考 （3点）	□アセスメント項目ごとに結論を導いている □情報を分析してニーズを導いている □ニーズに沿ってケアプランを立てている	□左のうち2つ	□左のうち1つ	□左のいずれもできていない	
2　健康問題と生活支援 （3点）	□本人の他人に会いたくないという点に着目している □本人が行ってきた社会活動に着目している □住環境に着目している	□左のうち2つ	□左のうち1つ	□左のいずれもできていない	
3　支援対象としての家族 （3点）	□家族介護力に着目している □主介護者の健康状態に着目している □家族に対するケアプランがある	□左のうち2つ	□左のうち1つ	□左のいずれもできていない	
4　アセスメントツールの活用 （3点）	□個人または家族の発達課題を適切に使っている □個人のアセスメントツールを適切に使っている □家族のアセスメントツールを適切に使っている	□左のうち2つ	□左のうち1つ	□左のいずれもできていない	
5　社会資源の活用 （3点）	□フォーマルな社会資源の活用を図っている □インフォーマルな社会資源の活用を図っている □他との連携を図っている	□左のうち2つ	□左のうち1つ	□左のいずれもできていない	

合計点

時には、常に全体を確認しながら進める必要がある。

（2）関係者で意見交換する

　今回、第2Stepの段階において、在宅看護学概論、在宅看護援助論、在宅看護学実習を担当する複数教員でミーティングをもった。結果としてこのミーティングは効果的であり、担当する教員の思いや考えを知る機会にもなり、科目担当者として今まで気づくことのなかった評価の視点を得ることができた。また、波及効果として、関係者全員で授業を構造的にみる機会となり、各自にとって自身が担当する授業を振り返る機会となった。これは、自由な雰囲気のもとでミーティングが行えたことも功を

奏していると考える。以上からルーブリック作成時には、関係する複数の教員で意見交換することを勧めたい。

(3) 評価観点や評価尺度はわかりやすい表現とする

今回、評価観点や評価尺度を表現するにあたり、極力、学生にも他の教員にもわかりやすい表現をこころがけた。また、問題指摘をして学生のやる気を削ぐことのないようポジティブで楽しい表現をこころがけた。このようなことをとおして、開かれた授業（たとえば教員どうしで授業について意見を交わすことができる、学生がわからないことは自由に聞くことができる）につながるのではないかと考える。

ルーブリック評価を導入して

在宅看護学概論の事例検討にルーブリック評価を導入した、その効果などについて述べる。

ルーブリックによって、教員として揺るぎない評価ができたことはもちろんのこと、グループワークの過程でグループをまわりながら、一貫した指導ができたように思う。

従来であれば、一応の到達点はもって指導していても、グループ全体の基礎能力や熱意によって、教員の指導も気づいてみるとばらつきが生じていた。このことは、学生がこの事例検討でどのくらい伸びていくかにも影響しており、従来よりも教育効果が上がったことを確信する。

また、恣意性を排除し、かつあまり評価に時間をかけることなく、自信をもって評価の結果を学生に返すことによって、学生も課題が具体的にみえたものと考える。

課題としては、今回、学生に対して事前にルーブリックを示さなかった点であり、筆者としてはかなり迷った末に、事例検討の学習課題のみを示した。この理由は、評価の観点を示すことによって、グループワークでは「結果」のみを追い、学習したことを再確認したり、議論や試行錯誤によって学習がさらに身につくといったプロセスとしての効果が薄れるのではないかと危惧したからである。このことは、ルーブリックの他への導入とあわせ課題として考えていきたい。

ルーブリック評価はけっして時間を要するむずかしいものではないと実感している。むしろ、今まで授業を企画するときに苦労して考えてきた目標、展開、評価を簡便に、しかも系統的に整理してくれる力強いツールである。今後もルーブリック評価を活用して、よりよい授業につなげていきたい。

[看護の統合と実践]
12 国際看護学に関するルーブリック

　本稿で取り上げる「国際看護学」の学修目標は、人をケアする看護職の資質として求められているグローバリゼーションや国際性を培うことである。授業概要は、世界の保健・医療の現状を理解すること、自分が所属する社会と異なる文化的要因、政治・経済的要因、価値観、規範をふまえた人々の健康を理解することについてであり、グループワーク、ディスカッション、プレゼンテーションをとおして学んでいけるようにしている。この学びを生かし、国際看護の視野を広め、看護に期待される役割と今後の課題を見いだすことを期待している。

　学習内容には、模擬国連を組み込んでいる。模擬国連は、グループに分かれて、特定の国や地域の問題を抽出し、解決策を他者にアピールし、支援を得るというものである。このプレゼンテーションの配点は科目全体の30％としている。関連する「到達目標」は、「1．世界の保健・医療の状況についての知識を身につける」「2．我が国とは異なる国や地域の社会・文化的要因、政治・経済的要因をふまえ、人々の健康について説明できる」である（**表1**）。

　本稿では、模擬国連を国際看護学の課題として取り入れ、学生の問題分析能力と解決能力の向上を目指したものを「ルーブリック」を使用して評価したことについて紹介する。

ルーブリック評価導入の背景

　「国際看護学」は、4年次生の選択科目である。学生のレディネスは、領域別臨地実習を修了していること、看護過程を繰り返し実践してきたことでPDCAサイクルを回す能力が身についていること、ある程度の自律性が備わっていることなどが考えられる。さらに、選択科目であることから、「国際看護学」に特に関心のある学生が履修することが想定される。

　当該科目においては、「他者にわかりやすく伝える力」「相手が伝えたいことを聴く力」「書く力」を向上できるように取り組むことを学生に教示した。また、学生が興味をもって授業に参加できるように、グループワークを多く取り入れており、国際保

表1　科目「国際看護学」シラバス

科目名	国際看護学		講義形態	講義
学期・曜日・時限	春学期　火曜1-2限	専門／選択	2単位	30時間
担当者	西村直子、その他			
対象学科	4年次			
授業概要	人をケアする看護職の資質として求められるグローバリゼーションや国際性を培うために、国際看護の視野を広げる。世界の保健・医療の現状を理解すること、自分が所属する社会と異なる文化要因、政治・経済的要因、価値観、規範をふまえた人々の健康を理解することについて、グループワーク、ディスカッション、プレゼンテーションをとおして学んでいく。			
到達目標	1. 世界の保健・医療の状況についての知識を身につける 2. 我が国とは異なる国や地域の社会・文化的要因、政治・経済的要因をふまえ、人々の健康について説明できる 3. 国際看護に関連したことで看護に期待される役割と今後の課題について説明できる			
	授業計画			授業形態
1	国際保健、国際看護について			講義
6	国際協力の情報収集とアセスメント			講義
8	国際保健における健康問題Ⅰ（子どもの健康、リプロダクティブヘルス）			講義
9	国際保健における健康問題Ⅱ（感染症対策、難民支援）			講義
11	特定の国や地域のアセスメント			グループワーク
12	模擬国連の準備（事業計画書、PR作成）			グループワーク
13	模擬国連の実際（プレゼンテーション）			グループワーク
14	模擬国連の実際（ディスカッション）			グループワーク
15	国際看護の今後の展望と日本の役割			グループワーク
評価方法	レポート40％、プレゼンテーションと討議40％（ルーブリックで評価）、授業への貢献度20％			
準備学習など	普段の生活のなかで、国際情勢（経済・政治）などに広く関心をもちましょう。国際協力諸機関のウェブサイト（ユニセフ、国連、JICAなど）にアクセスし、「事実」を知ることに努めましょう。			

健や医療に従事する者の資質として必須となる「能動性」「主体性」「協調性」を意識して活動することを学生に促している。

　以上にあげた学生のレディネスと科目のねらいのもと、学習成果として模擬国連を行うこととした。学生はグループごとに、取り組む国や地域を決めたうえで、問題を抽出し、解決策を立案していく。そのために必要な物資、費用、期間、人員（人数や職種）を具体的に計画し、国際会議において、各国から支援の承認が得られるようなプレゼンテーションを行う。

　もともと関心が高い学生が履修する科目であるが、「国際看護」は初めて学ぶ学習内容であり、模擬国連に取り組むことも初めてであるため、作業に集中してしまい、目標（ゴール）があいまいになるというデメリットも予想された。そこで、グループそれぞれが向かっているゴールを明確にし、学習課題をとおして国際看護の視野が深まることをねらいとして、ルーブリックを導入することにした。

ルーブリック作成のプロセス：思考の4段階（4 Step）

第1 Step：振り返り

①シラバスに立ち戻り、シラバス全体と学習課題を見直す

　まず、授業のねらい、到達目標、授業内容、学習課題を見直した。授業のねらいと到達目標の設定は、指定教科書の内容との整合性を再確認した。学習課題を設定する際には、「他者にわかりやすく伝える力」「相手が伝えたいことを聴く力」「書く力」を学生が発揮できるように留意した。グループワークを多く取り入れ、ディスカッションをとおして、学生の「能動性」「主体性」「協調性」を培えるように講義の進行を検討した。各回の講義中に、学生が積極的にディスカッションに参加すること、グループワークを有効活用することが模擬国連の学生のパフォーマンスにつながるように講義進行を組み立てた。

②ほかの教授内容と学習課題との関係

　当該科目の学習課題を遂行するにあたり、直接関連が深い科目はない。しかしながら「国際看護学」は、学生が獲得した知識や技術を統合する科目として位置づけられる。したがって当該科目の果たす役割は、看護の対象者が同じ文化圏であり、所属地域も国内であったこれまでの状況から、異なった文化圏の対象者もしくは地域への看護介入を学生が考察していけるように支援することにある。その際に、自分の思考が育ってきた環境に大きく影響されていることを学生が認識し、先入観があることをふまえたうえで、異なった文化圏の人々のニーズを客観的に把握する必要性がある。

　「国際看護」と聞くと、自国以外の海外をフィールドとして看護実践を行うことをイメージする場合が多い。しかし、近年では、海外からの移住者や留学生が増加しており、彼らが医療機関を受診することも念頭において看護の役割を考察しておく必要性がある。

③学習課題完成のための学生のスキルとコンピテンシー

　学習課題完成のために必要なスキルとして、情報収集、アセスメント、計画立案の能力が必要になる。これらのスキルは、これまで様々な領域において学習していることや、臨地実習で受けもった患者の看護過程を展開してきたことにより、基本的なスキルは身についていると考えた。また、グループワークをとおして問題分析や解決策をみつけ出す力、プレゼンテーションの能力、他者の意見を聴き意思決定をするスキルも少なからず身につけている。グループワークをとおして課題を達成することは、これまでにも多数経験しているため、当該科目で課題完成のための基礎スキルは十分

にあると考えられた。

　新たに学生が開発していく能力は、自分たちが調べたことをただ発表するのではなく、自分たちが考えた解決策がいかに必要であるかを他のグループに説得力をもって提示する能力があげられる。さらに、他のグループの解決策に自国の費用を出し支援するかどうかを決定するなど、これまで経験したことがないと想定される活動を組み込んでいる。そのため、学生が十分に能力を培い発揮できるように、模擬国連当日のイメージがつくような十分なオリエンテーションが必要であると考えた。

④学習課題達成の証拠

　学習課題は模擬国連であり、「模擬国連を成功させることができた」と学生が判断できる手段や根拠、理由を示す証拠探しを行った。模擬国連において学生に求められていることは、グループごとに選択した国や地域が抱える問題を抽出し、その解決策をアピールして支援を得ることと、他のグループの解決策が妥当であるかどうかを判断することの二つである。

　「国際看護」を実践する場は異なる文化圏であり、日本とは違う資源を用いて、時には非常に限られた資源を用いて人々の健康ニーズを満たさなくてはならない。さらに、健康や生活、生死の価値観は、所属する国や地域によって異なるため、価値観や発想の転換が必要となってくる。そのため、解決策をアピールする際に、学生には「創造性」の発揮を求めることにした。また、他のグループの解決策の妥当性を検討するうえでは、やみくもに妥当かそうでないかと考えるのではなく、判断する根拠を何点か準備することを求めることにした。

⑤最高の水準と最低の水準の明確化

　期待される「最高水準」は、国際的な問題を分析する能力や解決能力があることを「プロフェッショナルレベル」とし、「最低水準」は「新人レベル」とした。

第2 Step：リスト作成

　学習課題をとおして学生に期待する学修目標のリスト作成にとりかかった。履修学生が4年次生であり、当該科目の目的が、「グローバリゼーションや国際性を培う」ことであることから、学修目標のコアとなる観点を検討した。これまで獲得した知識や技術を応用する力、事実をもとに説得力をもって伝える力、複雑な状況での問題の本質を見抜き分析・解決する能力などを考えた。

　模擬国連の成功を判断できるのは、各グループが行う特定の国・地域の問題抽出と解決策の提示の明確性にある。また、グループ発表後に、どの解決策にどれくらいの支援をするのかについて全員でディスカッションするが、すべてのグループが建設的

な解決策を見いだせるように学生一人一人が考察し、意見を述べる必要がある。グループが検討した国や地域の問題抽出と解決策の明確な提示、その国や地域のグループの必要な支援の獲得という、それぞれが達成できるようにリストを作成していった。

次に、最高の水準と最低の水準の間にいくつ評価尺度を設けるかについて検討した。学生がルーブリックを用いて評価した経験が少ないため、評価が簡便になるように3つの評価尺度とした。そのうえで、それぞれのリストの最高水準の行動について決定していった。

第3 Step：グループ化と見出しづけ

第2 Stepであげた最高の水準の行動リストをそれぞれ分類し、類似していると思えるものをグループ化していった。10グループが形成されたが、評価観点が多いと学生は何を達成すればいいのかを理解しにくい。再度、第1 Stepの①に立ち返り、当該科目における模擬国連の位置づけと学生にとっての意味を検討し、学生に特に学んでほしい内容の観点に絞り込み、リストのグループ化を図った。

その結果、第7グループ「難しい問題にクリティカルシンキングを用いて取り組むことができた」、第8グループ「世界の情勢に関心をもち、事実を知ることに挑戦できた」、第9グループ「異なる文化に暮らす人々への理解を深めることができた」、第10グループ「主体的に参加し、自らの意見を述べることができた」は、講義全体をとおして、学生が達成することとし、模擬国連のルーブリックからは除外した。

各グループの見出しづけについては、模擬国連に向けてどのような準備をすればよいのか、また、模擬国連を実際に行うときに求められていることは何かについて学生がイメージできるような表現にした。

第4 Step：表の作成

評価観点1～3は、学生の発表内容に最低限必要な情報をチェックボックス形式で示した。評価尺度は、学生が専門家になったイメージで評価が楽しくなるように、国際的な問題を分析する能力や解決能力が「プロフェッショナルレベル」「中堅レベル」「新人レベル」とした。評価観点、評価基準ともに、学生にとってわかりやすい用語を使用しているかを確認した。以上のプロセスを経て、学生が模擬国連の課題のゴールを意識して取り組めるようにルーブリックを完成させた（**表2**）。

ルーブリック作成時のポイント

（1）学習課題

ルーブリックに記載された学習課題を学生がみたときに、何を学び、何を調べて討

表2　模擬国連のルーブリック評価表

学籍番号　　　　　氏名

学習課題：模擬国連を実施し、選択した国・地域の問題抽出と解決策の明確な提示を行い、すべてのグループが建設的な支援を獲得する。

	評価尺度 評価観点	国際的な問題を分析する能力や解決能力		
		プロフェッショナルレベル	中堅レベル	新人レベル
1	選択した国や地域のアセスメント	□指標（基本統計、子どもや女性の保健指標、栄養指標、人口統計指標など） □歴史 □文化的価値観 □経済情勢 すべてを提示し適切にアセスメントできた	□指標（基本統計、子どもや女性の保健指標、栄養指標、人口統計指標など） □歴史 □文化的価値観 □経済情勢 適切に行った	□指標（基本統計、子どもや女性の保健指標、栄養指標、人口統計指標など） □歴史 □文化的価値観 □経済情勢 すこし残念なところがある（一部の提示、不十分）
2	選択した国や地域の問題抽出	□保健医療システム □教育、宗教、地理的、環境要因 □国際的に解決すべき問題 すべてを考慮し的確に問題を抽出できた	□保健医療システム □教育、宗教、地理的、環境要因 □国際的に解決すべき問題 問題を抽出できた	□保健医療システム □教育、宗教、地理的、環境要因 □国際的に解決すべき問題 すこし残念なところがある（一部の提示、不十分）
3	具体的な解決策の立案	□必要な物資 □費用 □人員（軍隊、医療者、ほかの職種） 事実に基づき、その国の実情に応じて実現可能であり、保健・医療にとどまらない解決策を提示している	□必要な物資 □費用 □人員（軍隊、医療者、ほかの職種） 事実に基づき、その国の実情に応じて実現可能である	□必要な物資 □費用 □人員（軍隊、医療者、ほかの職種） 事実に基づいているとはいいにくい
4	創造的なPRの実施	パワーポイントに加えてほかの媒体を使用し、オーディエンスに説得力のあるPRについて工夫をしている	パワーポイントに加えほかの媒体を使用してPRしている	パワーポイントを使用している
5	支援決定の妥当性の判断	全体ディスカッションで提示された解決策の問題点を、持続可能性、緊急性の視点から指摘できる	全体ディスカッションで提示された解決策の問題点を具体的に指摘できる	全体ディスカッションで提示された解決策の問題点を指摘できる
6	各グループの問題解決への貢献	全体ディスカッションでグループ間の関連性をみながら、すべての国や地域の解決策に必要な支援が供給されるように説得力のある意見を述べる	全体ディスカッションでグループ間の関連性をみながら意見を述べる	全体ディスカッションで発言できる

議していけば課題達成となるのかわかることが望ましい。今回の学習課題は模擬国連であり、学生にとっては慣れないものであった。そのため、ルーブリックの学習課題の提示のみでは不十分であり、補足説明が必要であった。

(2) 評価尺度

「国際看護」を履修した学生のなかには、キャリアパスとして国際協力に行くことを念頭に考えている学生がいる。その一方で、海外に行くのは治安が不安であまりその気はないという学生もおり、国際協力の関心の程度や意欲に差がある。しかしなが

ら、どの学生も国際的な視野をもちたいという憧れはあることから、課題に取り組む動機づけとなるように、「プロフェッショナルレベル」という表現を用いたことは適切であったと考えている。

(3) 評価観点

リスト作成の際には10グループあったものを、第3Stepで6グループに絞り込んだ。学生は模擬国連という未知の課題に取り組まなければならないので、何を準備すればよいのか、当日は何が求められているのかについて明確に示す必要があった。評価観点は少ないと物足りなさや不安を感じ、多すぎると煩雑さを感じてしまい準備に自信をもって臨めない。ルーブリックを参照しながら、学習課題を進めていけるように評価観点の厳選は重要であると実感している。

実際に使用して

毎回のリアクションペーパーで学生は、「今まで知らなかった」「今日講義で初めて聞いた」など、「国際看護」の講義で聞く内容についても、知らなかったという記載が多くみられた。さらに、今回課した学習課題の「模擬国連」は、どの学生にとってもイメージがつかない未知への挑戦であった。しかし、おどろくことに、模擬国連当日に学生が準備した資料やパフォーマンス、全体ディスカッションでは、ほとんどの学生が「プロフェッショナルレベル」に到達する結果となった。

当該科目は、4年次春期のほぼ1か月で履修する集中講義であるが、学生にとっては、時間制約も大きかったと考えられ、学生たちも課題に対して「難しい」「できるかどうか心配だ」と発言していた。そのようななか、準備として何をすべきか、資料にはどのような内容が記載されていればよいか、押さえておくべきポイントは何か、ディスカッションで求められていることは何かについて「ルーブリック」を用いて前もって学生に説明して理解を得ていたことで、学生たちはゴールを見失うことなく、模擬国連を成功に導くことができたと考えられる。

ルーブリックの利点と課題

今回、模擬国連の評価にルーブリックを使用し明らかになった利点は、教員の立場からは、評価の視点が明確になったことである。特に、全体ディスカッションについては、数十名の学生が一斉に発言していくため、評価観点や評価基準が明確でないと、学生の発言を評価することも、ゴールへ向かっているのかを確信することも難しかったのではないかと考えている。学生にとっては、模擬国連を成功させたい、そのため

にはどうすればいいのかを明確にわかっていたことで、短期間でも自信をもって準備して、模擬国連に臨めたのではないかと考える。

　課題として、「国際看護」に対して関心が高く意欲をもっている学生が履修していたこと、学生の問題分析能力や解決能力を向上させる統合的な科目であったことを鑑みると、ルーブリックを学生とともに作成していくというプロセスを踏むことも検討していきたい。そうすることで、学生も目的意識をもって取り組む姿勢を育み、事象を俯瞰する力などを刺激できるのではないかと考える。

　4年次生が履修する「国際看護学」の学習課題である模擬国連にルーブリックを導入したことで、時間の制約があるなか、未知で困難だと感じる課題についても学生が意欲的に取り組み、高いレベルで達成できる結果につながった。今後は、学生とともにルーブリックを作成することも視野に入れ、より学生が興味をもち、学修目標を達成できるように改善していきたい。

[看護教育学]

13 看護教員を目指す看護学生の模擬授業を評価するために看護学生とともに作るルーブリック

　本稿で取り上げる科目「看護教育学Ⅱ」は、将来、看護教員を目指す学生が選択する科目であり、看護教育者としての知識と技術、態度の修得を目標とする科目である。シラバス（**表1**）に示した「授業概要」には、「教育計画とシラバス、授業案作成と教材研究の意義を概説し、授業案プレゼンテーション（模擬授業のパフォーマンス）による評価の実際を体験的に学習する」を記している。学内で行う模擬授業のパフォーマンスをルーブリック評価し、その配点は科目全体の50％であることを「評価方法」に記載し、学生に事前に通知している。模擬授業に関連する「到達目標」は、「4.思考・判断：学習者に応じた授業案作成方法を修得できる」「5.技能（表現）、態度（関心・意欲）：看護学に関する模擬授業をとおして効果的な授業のあり方についてピア評価できる」である。

　ここでは、学生が行った模擬授業を評価するために、学生と一緒にルーブリックを作成し、それを用いて模擬授業ピア評価を行った成果と課題について紹介する。

ルーブリック評価導入の背景

　「看護教育学Ⅱ」では、看護教員を目指す学生が、学習者である看護学生を対象に模擬授業する組み立てにしている。さて、その出来栄えはどのように評価すればよいのだろうか。通常、教員は模擬授業の振り返りの時間で授業方法や教材の用い方などを助言・指導し、学生からもピア評価する方法をとることが多い。そのときに用いるのが「授業評価表」である。これまで筆者が使用してきたものにブラウンの授業評価表[1]がある。これは教授スキルに焦点を当て評価するもので、「注意を引く技法」「説明や話し方の技法」「指示を与える技法」など14項目について、「1（低い得点）」〜「7（高い得点）」の7段階で測定するものである。

　また筆者はその評価表とは別に独自に、準備、内容、教材提示、発問、対応、評価、時間、態度の8要素25項目からなるチェックリストを作成し、「5.大変よい」〜「1.

表1　科目「看護教育学Ⅱ」シラバス

科目名	看護教育学Ⅱ			
学期・曜日・時限	前期：月曜3、4限	専門／選択	2単位	30時間
担当者	森田敏子、上田伊佐子			
対象学科	看護学科4年次			
授業概要	わが国の看護教育制度の概要とカリキュラムの変遷その背景となる法律ならびに社会のニーズに伴う看護専門職の役割拡大と教育機能の拡大（認定看護師、専門看護師、看護管理者など）を概説する。看護学教育の質を保証する保健師助産師看護師学校養成所指定規則（教育の基本的考え方と留意点、別表1～4と別表5～6、別表7～10）を概説する。また、教育計画とシラバス、授業案作成と教材研究の意義を概説し、授業案プレゼンテーション（模擬授業のパフォーマンス）による評価の実際を体験的に学習する。			
到達目標	1. 知識（理解）：わが国の看護学教育制度および看護専門職の歴史的発展とカリキュラムの変遷を説明できる 2. 知識（理解）：看護専門職の役割拡大と教育機能の拡大を説明できる 3. 知識（理解）：看護学教育の質を保証する保健師助産師看護師学校養成所指定規則を説明できる 4. 思考・判断：学習者に応じた授業案作成方法を修得できる 5. 技能（表現）、態度（関心・意欲）：看護学に関する模擬授業をとおして効果的な授業のあり方についてピア評価できる 6. 態度（関心・意欲）：実際的な授業案作成と発表に意欲的に取り組み、看護教育に関する関心の高まりを説明できる			

	授業計画	授業形態	授業時間外学習
1	ガイダンス、看護教育の理念と目標、看護学教育制度と法律	講義	授業の予習と復習 授業主題についての調べ学習
2	看護専門職としての歴史的発展とカリキュラムの変遷	講義	授業の予習と復習 授業主題についての調べ学習
6	看護学教育の質を保証する保健師助産師看護師学校養成所指定規則	講義	授業の予習と復習 授業主題についての調べ学習
7	教育計画とシラバスの意義	講義	授業の予習と復習 授業主題についての調べ学習
8	教育評価手法とルーブリック評価表	講義	授業の予習と復習 評価方法を考えてくること
9	ルーブリックの作成	個人ワーク・グループワーク	授業の予習と復習 評価基準と尺度を考えてくること
10	教材研究と授業案設計：テーマと内容	個人ワーク・グループワーク	各自、授業（30分）のテーマ・内容を考えてくること
11、12	教材研究と授業案設計：教材を生かした組み立て	個人ワーク・グループワーク	各自、授業の教材の準備をしてくること
13、14	授業の展開①②模擬授業の実践とルーブリック	個人ワーク・グループワーク	模擬授業の準備をしてくること
15	看護における教育機能、まとめ	個人ワーク・グループワーク	「看護教育論」で学んだことを総括してくること

評価方法	（知識・理解）（思考・判断）［レポート］30％ （思考・判断）（技能・表現）（態度・関心・意欲）［模擬授業］50％　ルーブリックで評価 （知識・理解）（態度・関心・意欲）［授業ミニッツ］20％
担当教員からのメッセージ	「看護教育学Ⅰ」の発展的科目です。教育実習に向けて、教育手法を取り入れることにより皆さんの教育実践力が高まるように進めていきます。これまでの学びを模擬授業でパフォーマンスしてください。
オフィス・アワー	月曜16：00～18：00　質問はメールにて適宜受け付ける。

がんばろう」の5段階で採点してきた。しかし、自己評価と他者評価の得点に開きがあり、学生が抱く感想と実際に付けた点数とが一致していないなど、模擬授業の出来栄えを必ずしも反映できている評価法とは言いがたい経験をしてきた。各項目を「できた・できない」でチェックをすることでは、本当に測定したいことが測れていないのではないかと疑問を感じてきていた。結局のところ、模擬授業の振り返りの講評で補っていたのである。教育現場で意味をもつ「真正の評価」になるには、どのように評価すればよいのだろうかと常に考えさせられてきた。

その答えを求めて、今回は学生と一緒に評価について考えていくことにした。学生は自分が授業するのは初めてであっても、これまで学習者の立場で授業を評価してきており、「評価する目」をもっている（はずである）。ルーブリックは学習者にとって学習活動や自己評価の指針の役割を果たす[2]。学生が模擬授業とはいえ、授業案を設計するときにも、自分たちが作成したルーブリックを指針として、よい授業案の設計を見いだしていくことを期待した。さらにルーブリックについても学べるので、一石二鳥である。このようにして、学生が自分たちの模擬授業をピア評価するルーブリックを作成するという挑戦が始まった。

なお、今年度この科目を選択した学生は20名であった。

ルーブリック作成のプロセス：思考の4段階（4 Step）

第1 Step：振り返り

①シラバスに立ち戻り、シラバス全体と学習課題を見直す

まず、学生たちとシラバスを再確認した。「看護教育学Ⅱ」は、「看護教育学Ⅰ」から発展した科目であり、後半7コマで「看護学の模擬授業をとおして効果的な授業を体験できる」という学習課題を達成するため「思考・判断」と「技能（表現）、態度（関心・意欲）」が求められている。ここで、学生との議論のなかで「効果的な授業」という表現は抽象度が高すぎるので、具体的な表現にする必要があるという話になった。そこで、この問題について学生に考えさせてみることにした。その解を見いだすために、「Think－Pair－Share」の話し合いの技法を用いた。まず各自で考え（Think）、それをペアになって説明し合い（Pair）、最後にペアの意見をクラス全体でShareした。その結果、「学習者のレディネスに即した学習者観、教材観、指導観のもと、学習者の主体性を引き出す双方向の授業ができる」に変更することになり、これを今回のルーブリックの学習課題にした。

②ほかの教授内容と学習課題との関係

すでに教職免許を取得するために必要な「法学」などの一般総合科目と教職に関する科目である「教育原理」や「教育心理学」「教育方法・技術論」などは履修を終え、この後は、「教育実習」として、ある教育機関に出向いて教員になるための準備をしていくことになる。つまり、学生たちは、教育実習に臨むにあたり、教職科目で学んできた一般論としての学習指導案の作成方法や教育技術を駆使して、今回の学習課題である看護学に関する模擬授業をするという段階にある。ここで一般論としてと述べたのは、これまで学生が学んできたのは、小中高の学習指導要領に基づくものであるということを確認するためであった。

③学習課題完成のための学生のスキルとコンピテンシー

学生は、能動的学習（アクティブ・ラーニング）を取り入れた模擬授業にしたいという学生なりの構想をもっており、学習課題完成に向けた素地が培われていると判断できた。授業スキルは未知数であったが、これまで、たとえば、科目「成人慢性期看護学」において糖尿病をテーマにマイクロティーチングによる指導を行っている。また、看護学の臨地実習ではパンフレットを作成して受け持ち患者の退院指導をするなど、看護師になるために必要な指導力に関する学生のスキルとコンピテンシーを学び育んできていることを学生とともに確認できた。

④学習課題達成の証拠探し

いよいよ学習課題を学生が達成できたと判断するための証拠を何にするかの検討段階になった。学生に問うと、「よい模擬授業ができたと授業を受けたみんなが思えること」という返答であった。それではあまりにも抽象的で当然すぎる。「よい授業ができた」とみんなが判断できるための手段や根拠、理由を明確にすることでルーブリックの評価基準を形成させていく必要がある。そこで、学習課題達成の証拠探しが始まった（次の第2Stepへ移行する）。

⑤最高の水準と最低の水準の明確化

期待する「最高の水準」は、背伸びすれば実際の教員レベルであり、これを「プロ教員レベル」と表現することにした。そして、「最低水準」は、残念ながら模擬授業ができないレベルということで学生の意見が一致して決定した。

以上の5つの作業を経て、学生なりに模擬授業の学習課題の全体像が次第にイメージできていった。

第2 Step：リスト作成

　このStepでは、学生に期待する学習目標、つまり学習課題を達成できたかどうかを判断できるための手段や根拠、理由のリスト作成をすることになる。つまり、「よい授業ができた」とみんなが思える構成要素を抽出するためのデータリストであり、これが後にはルーブリックの評価観点に発展していく。ここは、ルーブリックの肝になるStepである。

　しかし、「よい授業ができた」については、なんとなくイメージできるが、具体的な言葉に置き換えにくい概念であり、学生たちの話し合いも行き詰まってしまった。そこで、学習課題を「①学習者のレディネスに即した学習者観、教材観、指導観をもった授業」と「②学習者の主体性を引き出す双方向の授業」の2つに分けて、これらを達成する授業とはどのような授業かについて、学生各自が思いつくままに短冊に列記したらどうだろうかと教員が提案してみた。学生は短冊を持ち寄り、リスト作成が進んだ。

　①では、まず導入で授業のねらいを示して、学習者の心をつかみ学習者を学ぶ気持ちにさせることができていることと、教材と教授方法、評価に一貫性があるなどのリストが作成できた。また②では、学習者が課題を探索的に実行するための工夫が必要であり、学習者の問題意識を掘り起こし、教師と学習者の双方向の授業になること、そのためには適切な教授方法の工夫が不可欠であることなど、次々とアイデアが生まれてきた。それらのことが書かれたものが次々とリストになっていった。

　また、授業内容に関するものや、授業まとめに関するものも出され、この時点では28項目がリスト化された（**表2**）。

第3 Step：グループ化と見出しづけ

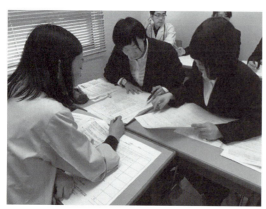

学生と一緒にルーブリック作成中

　次はリスト化された項目の類似したものや関連しているものを集めてグループ化（要素化）するStepに移った。まず28項目から8グループが形成された（**表2**）。しかし、評価内容がくまなく網羅されたルーブリックが良いわけではない。今回は何に焦点をあてて評価したいのかを思考するために、ここではもう一度学習課題に立ち返る必要があった。そして、できれば評価観点は基本形

表2 学習目標のリスト化とグループ化（見出しづけ）

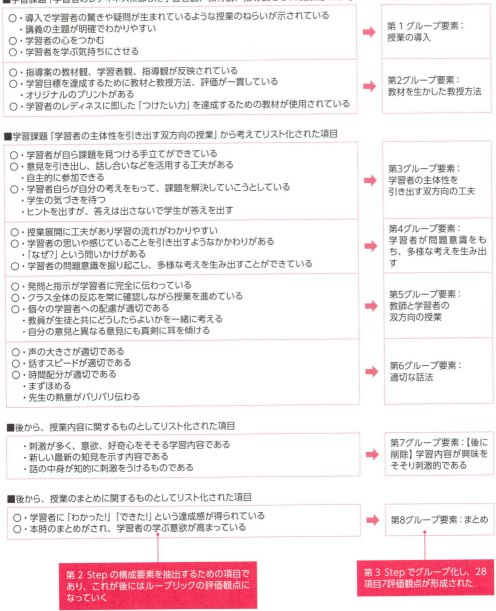

である7項目に抑えたい。話し合いの結果、第7グループ「学習内容が興味をそそり刺激的である」は、よい授業の要素ではあるが、今回はあえて評価観点から外すことにした。また1グループに4〜5個の項目がある場合は3個までに絞り込み、それをチェックボックス式で評価することになった。この評価項目の絞り込み作業により、最

終的には28項目7グループ（評価観点）が形成された。

　次はグループの見出しづけ（ネーミング）である。これが評価観点になるため、簡潔かつ明瞭かつ中立的表現が望ましい。長い見出しになったことが気になりつつも、学生たちには最初から完璧性を求めないことにした。重視したい評価観点には配点が高くなるように傾斜配分し、全体で100点満点になった。

　尺度は、第1Stepの最高の水準と最低の水準で考えたものを採点が楽しくなるような表現にしようと話し合った結果、「プロ教員レベル」「プロに今一歩レベル」「初任教員レベル」「模擬授業できないレベル」の4段階にした。4段階にしたのは、学生たちが、3段階では真ん中の評価に偏る傾向があることと、微妙な違いを表現したいという理由を発言したからであった。尺度の名称のうち、模擬とはいえ授業を初めて行うのに「プロ教員レベル」はあまりにも図々しいのではないかという反省の声があり、「かなりプロ教員レベル」に修正して意見の一致をみた。

第4Step：表の作成

　評価基準となるパフォーマンスの特徴の記述は、一つの観点に評価すべき内容が複数あるため、話し合いによってチェックボックス方式にすることになった。これは一文章に複数の評価すべき内容があると、これはできるがあれはできないというように評価に迷いが出て評価しにくいという意見が出されたからである。また、学生の意見によって、評価項目を選択するときやフィードバックしたときに、どのレベルなのか使い分けができるように、区別しにくいところは下線を引くことにした。さらに、個人がどのような点で優れていたのか、あるいは問題があったかが一目瞭然となるように配慮することとした。

　以上の手順を踏み、授業時間外も活用して、学生と一緒に模擬授業におけるルーブリックを完成させた（**表3**）。

ルーブリック作成時のポイント

（1）評価者で共通認識を得る

　教員と学生が一つのルーブリックを使用して評価するには、到達目標や評価基準を標準化するための手続きとして、評価者間の共通認識をもつことが重要である。そこで、学生と一緒に作成する過程で評価基準を確認し合った。

（2）評価観点は7項目程度におさえる

　ルーブリックを作成していると、あれもこれも評価観点に入れたくなる。しかし、評価観点の数が多くなりすぎると、達成すべき指標がぼやけてしまい、評価観点を意

表3 模擬授業のルーブリック評価表

学籍番号　　　　　氏名

学習課題：学習者のレディネスに即した学習者観、教材観、指導観のもと、学習者の主体性を引き出す双方向の授業ができる。

評価観点	評価尺度	かなりプロ教員レベル	プロに今一歩レベル	初任教員レベル	模擬授業できないレベル
1	授業の導入（10点）	□導入で学習者の驚きや疑問が生まれているような授業のねらいが示されている □学習者の心を<u>しっかりと</u>つかんでいる □学習者を学ぶ気持ちにさせることが<u>できている</u> （10点）	□導入で授業のねらいが示されている □学習者の心をつかんでいる □学習者を学ぶ気持ちにさせようと<u>努力している</u> （8点）	□導入で授業のねらいが示されている □学習者の心をつかむためには<u>さらなる工夫が必要</u> □学習者を学ぶ気持ちにさせるには<u>さらなる努力が必要</u> （3点）	□導入で授業のねらいが示されない □まったく学習者の心をつかんでいない □学習者を学ぶ気持ちにさせる努力がかなり必要 （0点）
2	教材を生かした教授方法（20点）	□指導案の教材観、学習者観、指導観が<u>しっかりと</u>反映されている □学習目標を達成するための教材を生かした教授方法が<u>できている</u> □学習者のレディネスに即した「付けたい力」を達成するための教材の使用に<u>工夫が随所にみられる</u> （20点）	□指導案の教材観、学習者観、指導観が反映されている □学習目標を達成するための教材を生かした教授方法になっている □学習者のレディネスに即した「付けたい力」を達成するための教材が<u>使用されている</u> （16点）	□指導案の教材観、学習者観、指導観が<u>あまり</u>反映されていない □学習目標を達成するための教材を生かした教授方法に<u>一部が</u>なっている □学習者のレディネスに即した「付けたい力」を達成するための教材の使用に<u>もう少し工夫が必要</u> （6点）	□指導案の教材観、学習者観、指導観が<u>まったく</u>反映されていない □学習目標を達成するための教材を生かした教授方法になっていない □学習者のレディネスに即した「付けたい力」を達成するための教材の使用がない （0点）
3	学習者の主体性を引き出す双方向の工夫（20点）	□学習者が自ら課題を見つける手立てを事前にできている □意見を引き出す、話し合いなどを活用する<u>工夫が随所にある</u> □学習者<u>自らが自分の考えをもって</u>、課題を解決していこうとしている （20点）	□学習者が自ら課題を見つける手立てをしている □意見を引き出す、話し合いなどを活用する<u>工夫がある</u> □学習者が課題を解決していこうとしている （16点）	□学習者が課題を見つけるための手立てが少ない □教員の説明が多く、学習者の意見を引き出す<u>工夫が少ない</u> □学習者が<u>教員の支援を得て</u>、課題を解決していこうとしている （6点）	□学習者が課題を見つけるための手立てがない □教員の説明が多く、学習者の意見を引き出す工夫がまったくない □学習者が課題を解決していこうと<u>まったくしていない</u> （0点）
4	学習者が問題意識をもち、多様な考えを生み出す（20点）	□授業展開に工夫があり学習の流れが<u>明確でわかりやすい</u> □学習者の思いや感じていることを引き出すようなかかわりが<u>随所にある</u> □学習者の問題意識を掘り起こし、<u>多様な考えを生み出すことができている</u> （20点）	□授業展開に工夫があり学習の流れがわかりやすい □学習者の思いや感じていることを引き出すようなかかわりがある □学習者の問題意識を掘り起こすことが<u>できている</u> （16点）	□授業展開に工夫が少なく学習の流れが<u>わかりにくい</u> □学習者の思いや感じていることを引き出すようなかかわりがあまりない □学習者の問題意識を掘り起こす工夫が<u>少ない</u> （6点）	□単調な授業展開である □学習者の思いや感じていることを引き出すようなかかわりがまったくない □学習者の問題意識を掘り起こす工夫が<u>まったくない</u> （0点）
5	教師と学習者の双方向の授業（10点）	□発問と指示が学習者に完全に伝わっている □クラス全体の反応を常に確認しながら授業を進めている □個々の学習者への配慮が適切である （10点）	□発問と指示が学習者に伝わっている □クラス全体の反応を確認しながら授業を進めている □個々の学習者への配慮がある （8点）	□発問と指示が学習者に伝わっていないときがある □クラス全体の反応をもう少し確認しながら授業を進める必要がある □個々の学習者への配慮はあまりない （3点）	□発問と指示が学習者に伝わっていない □クラス全体の反応を確認しながら授業を進められていない □個々の学習者への配慮がない （0点）

（次頁へつづく）

(つづき)

評価観点 \ 評価尺度	かなりプロ教員レベル	プロに今一歩レベル	初任教員レベル	模擬授業できないレベル
6　適切な話法（10点）	□声の大きさ □話すスピード □時間配分すべてが適切にできている （10点）	□声の大きさ □話すスピード □時間配分できている （8点）	□声の大きさ □話すスピード □時間配分もう少し改善が必要 （3点）	□声の大きさ □話すスピード □時間配分かなり改善が必要 （0点）
7　まとめ（10点）	□学習者自ら「わかった！」「できた！」という達成感が得られている □本時のまとめがされ、学習者の学ぶ意欲が高まっている （10点）	□教員の誘導で「わかった！」「できた！」という達成感が得られている □本時のまとめがされているが学習者の学ぶ意欲までにはつながっていない （8点）	□教員の再度の誘導で「わかった！」「できた！」という声が聞かれる □本時のまとめがされているが学習者の学ぶ意欲までにはつながっていない （3点）	□教員の再度の誘導でも「わかった！」「できた！」という声が聞かれない □本時のまとめが不十分で学習者の学ぶ意欲の高まりがみられない （0点）
合計（得点）				点

識した模擬授業ができにくくなる。また、ルーブリックの一覧表として全体像を俯瞰しにくくなる。「よい授業」の構成要素は多様であるが、今回は何に焦点化して測定するのかを明確にし、評価観点を絞り込むことが重要であった。結果的に、原則論に従って評価観点は7項目とした。

（3）評価基準となるパフォーマンスの特徴の記述を明確にする

　評価尺度が多いと微妙な学びの差を評価に反映できるというメリットがある。しかし4尺度の場合、中二つの表現がどうしても曖昧になりがちで、区別できる表現を考えるのに苦慮する。今回も、表現の使い分けに学生たちは苦心した。また一つの文章に複数の内容が評価項目として含まれると、一つは当てはまってももう一つが当てはまらないと判断できないことになる。そこで一文一評価内容にする必要があった。初めてのルーブリック作成では3段階の評価尺度からスタートしてもよかったかもしれない。

（4）評価観点の妥当性の担保と改善

　評価観点の妥当性の担保は重要である。教員が思いつかなかった斬新な評価観点が学生から出てきたときは積極的に取り入れる一方で、評価観点が本当に妥当なのかを徹底的に話し合うことによって吟味する必要があった。しかし、最初からルーブリックの完成版をつくることは難しい。ルーブリックを実際に使用してみて、不都合があれば修正し、常に改善していけばよい。要するに初回ルーブリックは70〜80点程度の完成度を目指し、ブラッシュアップして100点に近づけていけばよいのである。

実際に使用して

学生は模擬授業をし、自分たちで作り上げたルーブリックで自己評価とピア評価を行った。直後の授業の振り返りでは、自己評価とピア評価の結果を学生にフィードバックでき、即時性が実感できた。通常、ルーブリックを使用するには課題を課す前に、学生にその基準をあらかじめ明示し、評価観点や尺度をていねいに説明する必要がある。今回は学生と一緒に作成したので、その説明の時間が割愛でき、共通認識が十分にできていた。

模擬授業を、自分たちで作成したルーブリックで自己評価とピア評価した学生の感想では、模擬授業の完成度が向上したという、教員の想像を超えた意見があった（表4）。模擬授業は週を変えて2コマの講義時間を使用したが、学生の感想をカテゴリー化すると【評価の客観性の担保】が形成されたことから、1週空けても、教員と学生の学びの認識が共有できており、複数の評価者による評価の標準化もできたといえる。「ルーブリックは、模擬授業の完成度を高めるために有効であった」などの意見から【模擬授業の完成度の向上】が形成されたのは、教員が計画していたねらい以上の効果であった。これこそが自分たちで作成した自己評価を指針として、模擬授業を設計した成果であるといえる。また「今後もルーブリックを活用し、どのような授業をすればよいかを意識化していきたい」など【活用による授業力向上への期待】があったことも、学生の今後の成長につながるものとして注目していきたい。

表4　模擬授業におけるルーブリック活用の学生の感想

カテゴリー	主なコード
評価の客観性の担保	2コマにまたがっても一貫した授業評価をすることができた
	複数の模擬授業を評価しても、公平に評価できた
模擬授業の完成度の向上	ルーブリックは、模擬授業の完成度を高めるために有効であった
	ルーブリックは、模擬授業の完成度を確認するために有効であった
	単なるチェックリストと違って、授業として必要な観点を評価できた
	評価基準を意識することで、よい授業ができることが明確になった
活用による授業力向上への期待	ルーブリックで、到達度を視覚的に見ることができ、自分の弱点を知ることができた
	活用することでよい授業にするための高めるべきポイントに気づくことができた
	今後もルーブリックを活用し、よい教育技法を取り入れたい
	今後もルーブリックを活用し、どのような授業をすればよいかを意識化していきたい
ルーブリックの改善点	評価基準となるパフォーマンスの特徴の記述があいまいであると選択するときに迷う
	評価基準となるパフォーマンスの特徴の記述が長文であると、読むのに時間がかかる
	ルーブリックにない評価観点が出てきた場合に評価できない

以上、学生の感想はおおむね好評であったが、「ルーブリックにない評価の視点が出てきた場合に評価できない」などの改善点も指摘された。「コメント式ルーブリック」にすることの検討や、より詳細な採点基準が必要であれば、加点法や減点法を採用することも今後の検討事項となった。

ルーブリックの利点と課題

　「知識・理解」や「技術」の手順を確認するものについては、あえてルーブリックを導入する必要はなく、ペーパー試験や技術チェックをするだけで十分であろう。

　今回学生と一緒にルーブリックを作成し、実際の模擬授業で使ってみて、教員の立場から気づいた利点は次の6点である。

①教員と学生で学びの認識が共有でき、複数の評価者による評価の標準化ができた。
②学生が学習目標を的確に把握でき、それに従って、自らの学習の方向性を明確に意識できた。
③学生に即座にフィードバックできた。
④学生間で類似した評価を得やすかった。
⑤教員の評価と学生の評価を比較検討できた。
⑥学生の学習意欲を高めた。

　ルーブリックは知識や記憶力を問う単純な試験からはみえない様々な学習者のつまずきや到達点などを可視化する有力な方法であり、「できた・できなかった」の結果だけでなく、プロセスを評価しなければならない学習活動の評価を、より妥当なものに高められるというメリットがある。今後はプロセスを測ることができるようなルーブリックに仕上げていくことが課題である。また、今回のような人数が少ない授業でのパフォーマンス評価では、ルーブリックの「観点評価」だけで評価できないところは「コメント式ルーブリック」を導入し、なおかつ口頭で説明する評価を取り入れることも有効かもしれない。

　今回は何よりも学生たちの模擬授業の評価表を学生たちで作りあげていくという面白さがあり、学生の興味をそそった。看護教員を目指す学生は、今まさに看護師として求められている主体的に問題を発見し解を見いだす力を身につける立場にいると同時に、将来は教員として、その力を身につけさせていく立場にある。学生は、自ら学びながら、一方では学びを与えるという状況にいる。そうしたなかでの学生によるルーブリック作成は、自らの授業を設計する指針になり得ると同時に、公平で客観的かつ厳格な評価により自分の教育力を可視化する。このことから、今後の授業力の向上に向けた効果的な教育手法であるといえよう。しかしながら、この手法も、ルーブリ

ックの学習課題や評価観点、評価基準となるパフォーマンスの特徴の記述の作成に多大な時間と労力を要したのも事実である。今後、看護教員を目指す学生たちが、自分の看護観や教育観を培い、対象となる学習者の発達課題や、教材が異なる生の教育現場でルーブリックを活用できるようになるまでには、まだ多くのハードルがあるだろう。ルーブリックをバージョンアップしていくごとに、そのハードルは少なくなり、低くなっていくに違いない。

【引用文献】
1) ジョージ・ブラウン著, 斎藤耕二, 菊地章夫訳：授業の心理学；授業技術改善のプログラム, 同文書院, 1981, p.154-156.
2) 深見俊崇：授業研究と評価, 永岡慶三, 植野真臣, 山内祐平編著：教育工学における学習評価, ミネルヴァ書房, 2012, p.175.

[臨床における現任教育]
14 新人看護職員研修におけるルーブリック

　本稿では、医療機関の新人看護職のOJT研修におけるルーブリックの活用事例について述べる。本論に入る前に背景を概説する。

ルーブリック評価導入の背景

（1）新人看護職員研修の努力義務化

　2009年7月に「保健師助産師看護師法及び看護師等の人材確保の促進に関する法律の一部を改正する法律」が成立し、2010年4月から医療機関において新人看護職員の研修が努力義務化された。これによって、新人看護職員が専門職としての総合的な能力開発をしながら成長できるための基盤が整備されたことになる。看護職が専門職としての役割と責任を果たし、質の高い看護実践を行うためには、継続的な能力開発が不可欠である。2009年度は、看護学生時代に培った能力が卒業後の現任教育に引き継がれ、継続的な能力開発がシステム的に行われる幕開けの年となったのである[1]。

　厚生労働省は異例の速さで2009年12月には「新人看護職員研修ガイドライン」と「技術指導の例」を、2014年には助産師教育内容を加えた改訂版を出している。各医療機関は、これらを参考に、自病院の状況に応じてアレンジして指導体制を企画・運営し、評価していくことになる。

（2）新人看護職員研修における2つの理念と5つの基本方針

　新人看護職員を育成するための研修の理念は2つある。1つは、「看護は人間の生命に深く関わる職業であり、患者の生命、人格及び人権を尊重することを基本とし、生涯にわたって研鑽されるべきものである。新人看護職員研修は、看護実践の基礎を形成するものとして、重要な意義を有する」である。もう1つは、「新人看護職員を支えるためには、周囲のスタッフだけでなく、全職員が新人看護職員に関心を持ち、皆で育てるという組織文化の醸成が重要である。この新人看護職員研修ガイドラインでは、新人看護職員を支援し、周りの全職員が共に支え合い、成長することを目指す」である[2]。

基本方針は5項目あり**表1**のとおりである。これらに基づいて新人看護職員を支援していくことになる。

(3) 新人看護職員研修の年間計画

　表2はA病院の新人看護職員研修の年間計画（一部抜粋）である。「看護職員としての態度」と「基本技術」で構成され、基本技術はA～Eまでの5つに分けている。OJTに加えて2か月に1回の集合研修がある。定期的にメンタルサポートやリフレッシュ研修を組み入れ、年度末の3月には感謝の集いを計画している。

　新人看護職員研修ガイドラインには看護職員の「臨床実践能力の構造」（**図1**）が記載されており、これに基づいて「Ⅰ　看護職員として必要な基本姿勢と態度の到達目標」（**表3**）、「Ⅱ　技術的側面：看護技術についての到達目標」（**表4**）、「Ⅲ　管理的側面についての到達目標」（省略）が示されている。**表2**の年間計画は、Ⅰ～Ⅲの到達目標が達成できるように計画されている。

(4) 新人看護職員研修の組織体制

　まず、新人看護職員研修において、主にだれが人材育成を担うのかを確認しておこう。**図2**は新人看護職員研修ガイドラインに示された「研修体制における組織例」である。ここでは4者の人物と1つの組織が登場している。①新人看護職員、②実地指導者、③教育担当者、そして研修全体の責任を有する④研修責任者と、⑤プログラム企画・運営組織（委員会等）、である。実地指導者はプリセプターやチューターの役割を担い、直接的に新人看護職員を指導する。教育担当者は新人看護職員と実地指導者を温かく見守り、励まし、助言する。このうち①新人看護職員、②実地指導者、③教育担当者の3者が、研修の1ユニット（たとえば、A外来やB病棟）にいる。研修責任者は看護部に所属しており、ユニット全体を見渡せる立場にいて、プログラム企画・運営組織（委員会等）や教育担当者などと相談しながら、最適化された研修プログラムを策定し、企画および運営に関する指導と助言を行う。いわゆる屋根瓦方式の教育システムを採用しており、全職員が新人看護職員研修に参与する。したがって、もし、この4者の関係において何か問題が発生すれば、ほかのスタッフがカバーするしくみが構築されていることになる。

ルーブリック作成のプロセス：思考の4段階（4 Step）

　ここでは、オン・ザ・ジョブ・トレーニング（OJT）を取り上げ、研修課題として「技術的側面：看護技術についての到達目標」（**表4**）から「与薬の技術」の「③静脈内注射、点滴静脈内注射」を選んだ。ルーブリックの学習課題は、「A患者に説

表1　新人看護職員研修ガイドラインの基本方針

1	新人看護職員研修は、新人看護職員が基礎教育で学んだことを土台に、臨床実践能力を高めるものである。新人看護職員は、新人看護職員研修で修得したことを基盤に、生涯にわたって自己研鑽することを目指す。
2	新人看護職員研修は、看護基礎教育では学習することが困難な、医療チームの中で複数の患者を受け持ち、多重課題を抱えながら、看護を安全に提供するための臨床実践能力を強化することに主眼を置くことが重要である。
3	医療における安全の確保及び質の高い看護の提供は重要な課題である。安全で安心な療養環境を保証するため、医療機関は患者の理解を得ながら組織的に職員の研修に取り組むものであり、新人看護職員研修はその一環として位置付けられる。
4	専門職業人として成長するためには、新人看護職員自らがたゆまぬ努力を重ねるべきであることは言うまでもないが、新人の時期から生涯にわたり、継続的に自己研鑽を積むことができる実効性のある運営体制や研修支援体制が整備されていることが重要である。
5	医療状況の変化や看護に対する患者・家族のニーズに柔軟に対応するためにも、新人看護職員研修は、常に見直され発展していくものである。

厚生労働省：新人看護職員研修ガイドライン，改訂版，2014，p.3 より引用．

表2　A病院の新人看護職員の年間計画表（一部抜粋）

時期	4月	5月〜6月	7〜9月	10〜11月	12月〜1月	2〜3月
内容	ガイダンス ・理念，目的，目標 ・組織図（ラインとスタッフ） ・服務規定	・看護職員としての態度 ・基本技術B	・看護職員としての態度 ・基本技術C	・看護職員としての態度 ・基本技術D	・看護職員としての態度 ・基本技術E	・看護職員としての態度 ・基本技術まとめ
		集合研修とOJT	集合研修とOJT	集合研修とOJT	集合研修とOJT	集合研修とOJT
	・看護職員としての態度 ・基本技術A	新人看護師メンタルサポート 実地指導者メンタルサポート	新人リフレッシュ研修	実地指導者お悩み研修	達成度研修	新人看護師と実地指導者感謝の集い

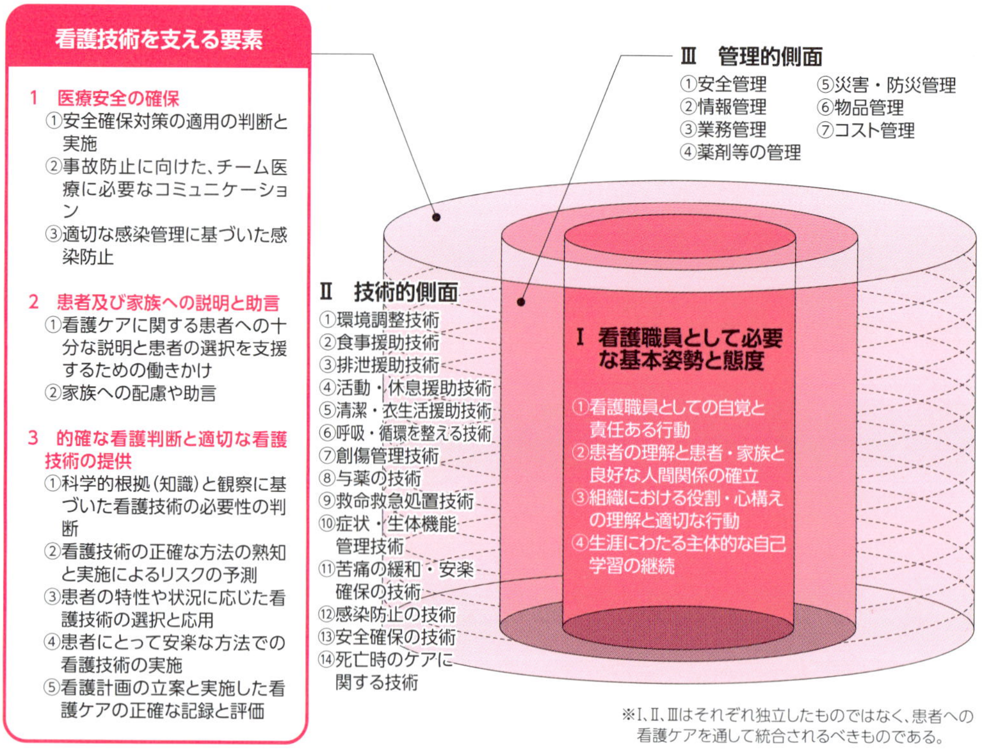

看護技術を支える要素

1　医療安全の確保
①安全確保対策の適用の判断と実施
②事故防止に向けた、チーム医療に必要なコミュニケーション
③適切な感染管理に基づいた感染防止

2　患者及び家族への説明と助言
①看護ケアに関する患者への十分な説明と患者の選択を支援するための働きかけ
②家族への配慮や助言

3　的確な看護判断と適切な看護技術の提供
①科学的根拠（知識）と観察に基づいた看護技術の必要性の判断
②看護技術の正確な方法の熟知と実施によるリスクの予測
③患者の特性や状況に応じた看護技術の選択と応用
④患者にとって安楽な方法での看護技術の実施
⑤看護計画の立案と実施した看護ケアの正確な記録と評価

Ⅲ　管理的側面
①安全管理
②情報管理
③業務管理
④薬剤等の管理
⑤災害・防災管理
⑥物品管理
⑦コスト管理

Ⅱ　技術的側面
①環境調整技術
②食事援助技術
③排泄援助技術
④活動・休息援助技術
⑤清潔・衣生活援助技術
⑥呼吸・循環を整える技術
⑦創傷管理技術
⑧与薬の技術
⑨救命救急処置技術
⑩症状・生体機能管理技術
⑪苦痛の緩和・安楽確保の技術
⑫感染防止の技術
⑬安全確保の技術
⑭死亡時のケアに関する技術

Ⅰ　看護職員として必要な基本姿勢と態度
①看護職員としての自覚と責任ある行動
②患者の理解と患者・家族と良好な人間関係の確立
③組織における役割・心構えの理解と適切な行動
④生涯にわたる主体的な自己学習の継続

※Ⅰ，Ⅱ，Ⅲはそれぞれ独立したものではなく、患者への看護ケアを通して統合されるべきものである。

図1　臨床実践能力の構造

厚生労働省：新人看護職員研修ガイドライン，改訂版，2014，p.7 より引用．

表3　看護職員として必要な基本姿勢と態度についての到達目標

看護職員として必要な基本姿勢と態度については、新人の時期のみならず、成長していく過程でも常に臨床実践能力の中核となる部分である。

★：1年以内に到達を目指す項目
到達の目安　Ⅱ：指導の下でできる　Ⅰ：できる

		★	到達の目安
看護職員としての自覚と責任ある行動	①医療倫理・看護倫理に基づき、人間の生命・尊厳を尊重し患者の人権を擁護する	★	Ⅰ
	②看護行為によって患者の生命を脅かす危険性もあることを認識し行動する	★	Ⅰ
	③職業人としての自覚を持ち、倫理に基づいて行動する	★	Ⅰ
患者の理解と患者・家族との良好な人間関係の確立	①患者のニーズを身体・心理・社会的側面から把握する	★	Ⅰ
	②患者を一個人として尊重し、受容的・共感的態度で接する	★	Ⅰ
	③患者・家族にわかりやすい説明を行い、同意を得る	★	Ⅰ
	④家族の意向を把握し、家族にしか担えない役割を判断し支援する	★	Ⅱ
	⑤守秘義務を厳守し、プライバシーに配慮する	★	Ⅰ
	⑥看護は患者中心のサービスであることを認識し、患者・家族に接する	★	Ⅰ
組織における役割・心構えの理解と適切な行動	①病院及び看護部の理念を理解し行動する	★	Ⅰ
	②病院及び看護部の組織と機能について理解する	★	Ⅱ
	③チーム医療の構成員としての役割を理解し協働する	★	Ⅱ
	④同僚や他の医療従事者と適切なコミュニケーションをとる	★	Ⅰ
生涯にわたる主体的な自己学習の継続	①自己評価及び他者評価を踏まえた自己の学習課題をみつける	★	Ⅰ
	②課題の解決に向けて必要な情報を収集し解決に向けて行動する	★	Ⅱ
	③学習の成果を自らの看護実践に活用する	★	Ⅱ

厚生労働省：新人看護職員研修ガイドライン，改訂版，2014，p.12より引用．

明して了解のもと点滴静脈内注射を実施し、観察、管理して報告しなさい」とすることにした。

第1 Step：振り返り

　最初に、ルーブリック作成の思考の第1 Stepである、"振り返り"を行った。
　まず、年間研修計画と学習課題の確認をした。
　「与薬の技術」の「③静脈内注射、点滴静脈内注射」は、新人看護職員研修ガイドラインの**表4**における到達レベルはⅠで、「できる」ことが到達目安になっている。A病院の年間研修計画において、新人看護職員は「静脈内注射、点滴静脈内注射」を入職6か月後の10月初旬に計画されている全体研修後の10月中旬に、各職場でOJTとして訓練するように計画されている。
　次に「与薬の技術」の「③静脈内注射、点滴静脈内注射」を行うための技術における新人の既修得技術レベルを確認した。
　「新人看護職員研修ガイドライン」を参考にして、「症状・生体機能管理技術」の「①

表4　技術的側面：看護技術についての到達目標

★：1年以内に到達を目指す項目
到達の目安　Ⅳ：知識としてわかる　Ⅲ：演習でできる　Ⅱ：指導の下でできる　Ⅰ：できる

※患者への看護技術の実施においては、高度な又は複雑な看護を必要とする場合は除き、比較的状態の安定した患者の看護を想定している。なお、重症患者等への特定の看護技術の実施を到達目標とすることが必要な施設、部署においては、想定される患者の状況等を適宜調整することとする。

		★	到達の目安			
環境調整技術	①温度、湿度、換気、採光、臭気、騒音、病室整備の療養生活環境調整（例：臥床患者、手術後の患者等の療養生活環境調整）	★				Ⅰ
	②ベッドメーキング（例：臥床患者のベッドメーキング）	★				Ⅰ
食事援助技術	(省略)			(省略)		
排泄援助技術	(省略)			(省略)		
活動・休息援助技術	(省略)			(省略)		
清潔・衣生活援助技術	(省略)			(省略)		
呼吸・循環を整える技術	(省略)			(省略)		
創傷管理技術	(省略)			(省略)		
与薬の技術	①経口薬の与薬、外用薬の与薬、直腸内与薬	★				Ⅰ
	②皮下注射、筋肉内注射、皮内注射					Ⅰ
	③静脈内注射、点滴静脈内注射					Ⅰ
	④中心静脈内注射の準備・介助・管理				Ⅱ	
	⑤輸液ポンプ・シリンジポンプの準備と管理					Ⅰ
	⑥輸血の準備、輸血中と輸血後の観察				Ⅱ	
	⑦抗菌薬、抗ウイルス薬等の用法の理解と副作用の観察	★			Ⅱ	
	⑧インシュリン製剤の種類・用法の理解と副作用の観察				Ⅱ	
	⑨麻薬の種類・用法の理解と主作用・副作用の観察				Ⅱ	
	⑩薬剤等の管理（毒薬・劇薬・麻薬、血液製剤を含む）				Ⅱ	
救命救急処置技術	(省略)			(省略)		
症状・生体機能管理技術	①バイタルサイン（呼吸・脈拍・体温・血圧）の観察と解釈	★				Ⅰ
	（②～⑧は省略）			(省略)		
苦痛の緩和・安楽確保の技術	①安楽な体位の保持	★			Ⅱ	
	（②～④は省略）			(省略)		
感染予防技術	①スタンダードプリコーション（標準予防策）の実施	★				Ⅰ
	（②～⑥は省略）			(省略)		
安全確保の技術	①誤薬防止の手順に沿った与薬	★				Ⅰ
	（②～④は省略）			(省略)		
死亡時のケアに関する技術	(省略)			(省略)		

厚生労働省：新人看護職員研修ガイドライン，改訂版，2014，p.13より引用改編．

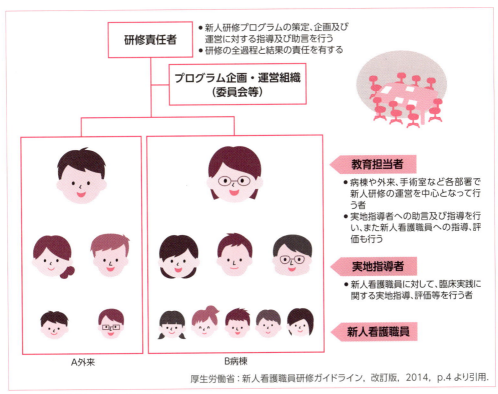

図2　研修体制における組織例

バイタルサイン（呼吸・脈拍・体温・血圧）の観察と解釈」、「感染予防技術」の「①スタンダードプリコーション（標準予防策）の実施」、「安全確保の技術」のなかの「①誤薬防止の手順に沿った与薬」の3項目について、新人看護職員、実地指導者、教育担当者の3者で「実施できる（既修得）」という共通認識を得た。

　表3の「看護職員として必要な基本姿勢と態度についての到達目標」では、「看護職員としての自覚と責任ある行動」の①②③、「患者の理解と患者・家族との良好な人間関係の確立」の④を除外した①②③⑤⑥、「組織における役割・心構えの理解と適切な行動」の③④が既修得技術であるという共通認識を得た。

　以上のことを振り返りによって共通認識した後、研修の成果を評価するための評価尺度を、3段階とするルーブリック表を作成することとした。

第2 Step〜第4 Step：リスト作成、グループ化と見出しづけ、表の作成

　研修における学習目標の"リスト作成"（第2 Step）と、その"グループ化と見出しづけ"（第3 Step）は、「新人看護職員研修ガイドライン 改訂版」の「技術指導の例」（別冊）の「点滴静脈注射」（p.13〜17）を参考にして検討した。

表5 「静脈内注射、点滴静脈内注射」のルーブリック評価表

学習課題：A患者に説明して了解のもと点滴静脈内注射を実施し、観察、管理して報告しなさい。

	評価尺度 評価観点	最高! パーフェクト	惜しい! あと少しでパーフェクト	残念! もっとがんばろう
1	準備	スタンダードプリコーションに基づき手指手洗いを行う。 必要物品（注射指示箋、薬液パック、バイアルやアンプル、シリンジと注射針、静脈留置針、輸液セット、消毒綿、駆血帯、肘枕、絆創膏、フィルムドレッシング剤、点滴台、未滅菌手袋、マスク、速乾性摩擦手指消毒剤、針捨て容器）を準備をする。 点滴準備する場所（スペース）を確保する。 いずれも完璧に短時間でできた。	左記を一通りできたが、時々考え込み、時間を要した。	必要物品の何か2つ以上、不足していた。準備に時間がかかりすぎた。
2	点滴作成とダブルチェック	処方箋を確認しながら薬液パック、混入薬を確認し、他の看護師に間違いないか確認のチェックを受ける。 手指を流水と石けんで洗い、速乾性摩擦手指消毒で消毒し、未滅菌手袋を装着する。 処方箋を確認しながら混入薬（バイアルやアンプル）を注射器に吸い、輸液パックにミキシングする。 輸液パックに適切な点滴セットをセッティングする。このとき、気泡も含め混入していないか確認する。 作業中断はせず、1人の患者1トレイで準備する。 点滴セットをつけ終わった段階で、再度、他の看護師に確認を受ける。 いずれも完璧に短時間でできた。	左記を一通りできたが、時々考え込み、時間を要した。	処方箋を確認しながら点滴の準備を行ったが、途中何度か混乱して手順を間違えそうになった。 ダブルチェックを忘れそうになった。
3	患者への説明と了解	患者の元へ行きネームバンドを確認し、患者にフルネーム、生年月日を名乗ってもらい、患者確認を行う。 患者に点滴静脈内注射の目的と内容、実施中の注意事項、副作用について説明し、患者からの質問を受け、了解を得る。 必要時、排泄を促す。 いずれも完璧に短時間でできた。	左記を一通りできたが、時々考え込み、時間を要した。患者の排泄の確認を忘れてしまった。	左記を行おうとしたが、時々考え込み、時間を要した。 実施中の注意事項、副作用の説明を忘れてしまった。
4	針刺入と点滴セット固定	手指の速乾性摩擦手指消毒を行い、手袋を装着し、静脈血管の走行と穿刺部位を確認する。 肘関節上部を駆血帯で駆血し、静脈を怒張させる。その際、アルコールアレルギーの有無を確認する患者に拇指を中にして手を握るよう説明し、消毒綿で穿刺部位を中心から外側に円を描くように皮膚を消毒する。 穿刺部位の皮膚を末梢に伸展させ、注射針を刺入させ、血液の逆流を確認したら針の深さを変えないようにし、針を血管内に進め、患者に握った手を緩めるように説明し、駆血帯を外す。 挿入されている留置針の先端部分を軽く圧迫し、内筒針を抜き取りすばやく点滴チューブを接続する。 点滴セットのクレンメを緩め滴下筒内の滴下を確認し、留置針刺入部の腫脹や痛みの有無を観察、確認する。 留置針と点滴チューブをフィルムドレッシング剤と絆創膏で固定する。 いずれも完璧に短時間でできた。	左記を一通りできたが、時々考え込み、時間を要した。	左記を行うとき、時々考え込み、手順を間違えてしまい、実地指導者の介助を要した。
5	滴下計算と調整	指示量の滴下数にあわせ、すばやく調整して、滴下させる。 完璧に短時間でできた。	指示量の滴下数にあわせ調整できたが、時間を要した。	指示量の滴下数にあわせ調整できなかった。
6	点滴中の観察と管理	患者に点滴刺入が終了したことを伝え、点滴中の注意事項を説明する。 再度、刺入部、滴下数を確認し、何かあったらナースコールで知らせるように依頼して退出する。 点滴開始から5分後、15分後には訪室し、副作用の早期発見に努める。 いずれも確実に行えた。	患者に点滴刺入が終了したことを伝え、点滴中の注意事項を説明できた。 再度、刺入部、滴下数を確認し、何かあったらナースコールで知らせるように依頼して退出したが、点滴開始から5分後、15分後には訪室し、副作用の早期発見に努めることができなかった。	患者に点滴刺入が終了したことを伝え、点滴中の注意事項を説明したが、再度、刺入部、滴下数を確認することと、点滴開始から5分後、15分後に訪室し、副作用の早期発見に努めることができなかった。

（次頁につづく）

(つづき)

評価観点	評価尺度	最高! パーフェクト	惜しい! あと少しでパーフェクト	残念! もっとがんばろう
7	抜針と止血固定、報告	点滴に使用した物品を片付け、手洗いを行う。 点滴静脈内注射の実施記録を行う。 点滴が終了する少し前に訪室し、またはナースコールで呼ばれたら訪室し、抜針と止血固定を行い、異常がないか確認する。 点滴がすべて完了したことを実地指導者に報告する。 いずれも完璧に行えた。	点滴に使用した物品を片付け、手洗いを行った。 指導を受けてから、点滴静脈内注射の実施記録を行った。 ナースコールで呼ばれてから訪室し、抜針と止血固定したが、異常がないか確認しなかった。 点滴完了を実地指導者に報告することを忘れそうになった。	点滴に使用した物品を片付けた。 手洗いと記録を忘れ、指導を受けて行った。 ナースコールで呼ばれてから訪室し、抜針と止血固定したが、異常がないか確認しなかった。 点滴完了を実地指導者に報告することを忘れてしまった。

　第2Stepで、評価尺度の表現は新人看護職員を励ますために、「最高! パーフェクト」「惜しい! あと少しでパーフェクト」「残念! もっとがんばろう」に決めた。第3Stepでは、評価観点として「1. 準備」「2. 点滴作成とダブルチェック」「3. 患者への説明と了解」「4. 針刺入と点滴セット固定」「5. 滴下計算と調整」「6. 点滴中の観察と管理」「7. 抜針と止血固定、報告」の7つを決めた。

　第4Stepでは、以上をもとにマトリックスを作成し、"7×3のルーブリック表"（**表5**）が完成した。

ルーブリック作成時のポイント

①新人看護職員がA病院の看護職員になった最初の時点で"何ができて、何がわかっていた"のか（看護基礎教育の履修レベル）と、ルーブリック使用時（6か月後）に到達目標として"何を学び、何を身につけるのか"を確認する。

②ルーブリックによる課題を実施する前に、A病院における年間の研修計画の進捗状況から、年度当初に計画したとおりに新人看護職員が成長しているかを確認する。

③新人看護職員と実地指導者との相性の問題を確認する。相性が悪く、メンタル的に落ち込んでいるとすれば、課題を出してルーブリックで評価しても計画どおりうまくいかない。

　幸い、A病院では、新人研修が年間計画どおり進捗しており、新人看護職員もメンタル的に問題はないので、当初の計画どおりに、学習課題を「A患者に説明して了解のもと点滴静脈内注射を実施し、観察、管理して報告しなさい」と決定したとおりに行えた。

実際に使用して

　全体研修後のOJTにおいて、学習課題「A患者に了解を得て点滴静脈内注射を実施し、観察、管理して報告しなさい」について、ルーブリックを用いて評価した。新人看護職員も実地指導者も教育担当者もこのルーブリックを共有し、どのようなことができれば、「最高！パーフェクト」の評価になるのかを知って課題に臨んでいる。ルーブリックによって事前に何を評価されるのかが明らかになっていることは、新人看護職員の不安や恐怖心の軽減と学習意欲につながった。

　また、ルーブリック表を看護師長室と看護師の休憩所の壁に貼って共有したことで、スタッフ全員が新人看護職員を見守ることができた。

　新人看護職員は実際の患者に対して、了解を得て点滴静脈内注射の準備から針の刺入、固定、滴下計算、異常の観察と管理を行い、抜針、報告まで無事に行えたことで、安堵感を抱き、達成感を味わうことができた。その達成感は、ルーブリックの評価に「最高！パーフェクト」として記録されている。これは、新人看護職員が次の課題を行う際の勇気づけになる。

　ルーブリックを用いて、教育担当者と実地指導者、新人看護職員の3者が同席してリフレクションを行い、次なる課題を見いだすこともできた。

　なお、今回対象として選んだA患者は、比較的コミュニケーションがとりやすく、点滴も複数薬剤が混入されるものの人体に悪影響を及ぼすような処方箋ではない、初心者向きの点滴静脈内注射の患者である。

ルーブリックの利点と課題

　今回は3人の新人看護職員を対象にしたが、ルーブリックの利点の一つである"評価がぶれない、ズレない"に関しては若干意見が分かれたところもあった。

　しかし、即時的フィードバックに関してはかなりの効果が得られた。これは学習課題を終えてすぐに新人看護職員と実地指導者がルーブリックを用いて評価し、リフレクションしたことによると推測される。新人看護職員は謙虚な態度で実地指導者のルーブリックによる評価に耳を傾け、難易度が上がった場合の点滴静脈内注射にそなえようとする態度がみてとれた。

　また、最高の水準（最高！パーフェクト）に関連する行為の特徴が記述されていることにより、何をどのように配慮して行えば、最高の看護技術の提供ができ、倫理的看護実践になっていくのかを実践をとおしてつかんだことの意義は大きい。

　一方、同じ学習課題でも、患者ごとの条件の違いに対する配慮、看護の難易度が上がったときの「評価観点」や「最高の水準」の「評価基準となるパフォーマンスの特

徴の記述」をどのようにするかということは、新人看護職員研修におけるルーブリック使用の今後の課題である。

　ここでは、新人看護職員研修の努力義務化に着目し、臨床で行われている新人看護職員研修にルーブリックを採用したことを紹介してきた。ルーブリック評価を採用したことで、新人看護職員が看護基礎教育で学んできたことや既修得技術にも意識を向けることになり、実地指導者も教育担当者も新人看護職員の能力に関する視野が広がったことは収穫であった。

　ルーブリックを採用する前は、指導者は目の前の事象に目がいきがちで、新人が今"できないこと"に思考と視点が行きがちだった。しかし、ルーブリックの採用後は教育全体をみるようになり、今、この技術はどの位置にあり、既修得技術の何を生かし、これから学ぶ技術の何に生かしていけるのかといったように、全体のつながりを意識するようになった。

　また、これまで行っていたチェックリスト方式からルーブリックに変更したメリットとして、新人看護職員も実地指導者も、手順にそって「できる」「できない」と判断していたことから、看護技術の根拠をおさえながら、多少順番が変わってもかまわないところと、順序性を重視するところがわかってきたことがあげられる。チェックリスト方式で評価していたときには、看護技術の原則や理論を重視するというよりも、順序性にこだわって指導しており、新人看護職員も、手順の順序について思い悩んでいた節もある。ルーブリックにしてからは、手順という基本を大事にしながらも、それよりもなおいっそう看護技術で大事にしなければならない基本原理や原則、理論を重視するようになり、その評価基準も明確に示されていることから、公平性も担保されるようになったということを実感できたこともあげられる。

　しかも、ルーブリックを採用したことで、実地指導者が教育担当者と話し合う機会も増えた。また、看護師休憩所にルーブリックを明示したことで、スタッフ全員からの協力も得ることができ、職場風土の風通しが良くなったことは副次的産物であった。

【引用文献】
1) 森田敏子：新人看護職員臨床研修制度に求められるもの：学校と現場の連携をどのように構築するか，看護基礎教育を実施する立場から，第41回日本看護学会，看護教育学術集会，看護教育の輝く新時代をめざして－看護基礎教育と臨床・臨地教育との連携，22，日本看護協会・長崎県看護協会，2010．
2) 厚生労働省：新人看護職員研修ガイドライン，改訂版，2014，p.3．

看護教育に活かす ルーブリック評価実践ガイド

2018年4月25日　第1版第1刷発行	定価（本体2,600円＋税）
2022年4月21日　第1版第4刷発行	

編　集　　森田　敏子・上田　伊佐子©　　　　　　　　　〈検印省略〉

発行者　　小倉　啓史

発行所　　株式会社メヂカルフレンド社
　　　　　https://www.medical-friend.co.jp
　　　　　〒102-0073　東京都千代田区九段北3丁目2番4号
　　　　　麹町郵便局私書箱第48号　電話(03) 3264-6611　振替00100-0-114708

Printed in Japan　　落丁・乱丁本はお取替え致します　　　　ISBN978-4-8392-1624-5　C3047
DTP／(有)マーリンクレイン　印刷／大盛印刷(株)　製本／(有)井上製本所　　104026-215

本書の無断複写は、著作権法上の例外を除き、禁じられています。
本書の複写に関する許諾権は、(株)メヂカルフレンド社が保有していますので、複写される場合はそのつど小社（編集部直通 TEL 03-3264-6615）の許諾を得てください。